[redacted]

[redacted]

REINHOLD SCHÄFER

RÜCKEN UNTERM REGENBOGEN

REINHOLD SCHÄFER

RÜCKEN UNTERM REGENBOGEN

Ein Leitfaden durch die Wirbelsäulentherapie
nach Dieter Dorn

METARIA VERLAG

Zum Autor:
Reinhold Schäfer, Jahrgang 1957, ist Heilpraktiker mit eigener Praxis in Alsmoos bei Augsburg. Seit 1995 arbeitet er intensiv und ausschließlich mit der Methode Dorn, die er bei Dieter Dorn und Harald Fleig gelernt hat. Fünf Jahre leitete er Seminare in der eigenen Ausbildungseinrichtung „TREFFPUNKT WIRBELSÄULE".
Neben der täglichen Arbeit in seiner Praxis wendet er sich jetzt vermehrt der Öffentlichkeitsarbeit zu und hält Vorträge, um so vielen Menschen wie möglich die Dorn-Therapie nahe zu bringen.

METARIA VERLAG
FINKENWEG 10 A
86574 ALSMOOS

Wichtiger Hinweis:
Der Autor hat alle Angaben und Aussagen in diesem Buch selbst erfahren oder gewissenhaft recherchiert. Für die Wirksamkeit der Anwendung kann dennoch keine Haftung übernommen werden.

ISBN 3-9808373-1-9

Inhaltsverzeichnis

Kapitel 1

Die Methode Dorn

Mein Weg zur Methode Dorn

Schon in jungen Jahren litt ich häufig unter relativ starken Rückenschmerzen. Diese Problematik verschlechterte sich noch mehr, als ich einem befreundeten Spediteur behilflich war, ein schweres Klavier vom vierten Stock eines Wohnhauses durch ein enges Treppenhaus nach unten zu tragen. Ein späterer Besuch beim Facharzt erbrachte als Diagnose einen erhöhten Verschleiß der Bandscheiben zwischen den beiden letzten Lendenwirbeln. Der Arzt sagte mir, dass man dagegen wenig tun könne, und dass ich lernen müsse, mit dem Schmerz zu leben. Zur Linderung verschrieb er mir Krankengymnastik und Muskelaufbautraining. Meine Beschwerden blieben aber nahezu unverändert, und meine Lebensqualität war dadurch stark beeinträchtigt.
Durch diesen Umstand reihte ich mich in die Menge der Suchenden ein, die trotz anders lautender Prognose die Hoffnung nicht aufgeben, doch noch irgendwo Hilfe zu finden.

Meine Begegnung mit Dieter Dorn und seiner Methode

So wie sich Problembehaftete über ihre Wehwehchen unterhalten, so sprach ich mit einer langjährigen

Freundin über die Rückenschmerzen ihres Sohnes. Dabei erzählte sie mir, dass sie seit kurzem mit ihm zu einem „Wirbelrichter“ ins Allgäu fährt. Wenn ich will, sagte sie, würde sie beim nächsten Besuch einen Termin für mich vereinbaren. Bereitwillig stimmte ich zu.

Vom ersten Augenblick an war ich von Dieter Dorn begeistert, und schon nach der zweiten Behandlung ging es mir um achtzig Prozent besser. Während er meine Wirbelsäule richtete erzählte er, dass sehr viele Menschen bei ihm Hilfe suchen, und er gar nicht recht wisse, wie er diesen Ansturm bewältigen sollte. Er überraschte mich mit der Frage, ob ich nicht Interesse hätte, seine Methode zu erlernen. Auf meinen Einwand, dass ich doch von Medizin keine Ahnung hätte entgegnete er, dass man nicht vom Fach sein müsse, sondern geschickte und einfühlsame Hände brauche, um mit seiner Methode Menschen erfolgreich helfen zu können. Dieter Dorn meinte, dass ich diese Voraussetzung vielleicht mitbringen würde und bot mir an, bei ihm zu assistieren, worauf ich spontan zusagte.

Beim ersten Assistenzabend war ich natürlich ziemlich aufgeregt und neugierig zugleich, ob ich den an mich gestellten Anforderungen auch gerecht werden könnte, denn ich hatte von Anfang an das Gefühl, dass Dieter Dorn Blockaden und Fehlstellungen an der Wirbelsäule auch auf eine Entfernung von hundert Metern und selbst durch einen dicken Wintermantel hindurch erkennen konnte. Als Dieter Dorn aber am Ende des ersten Abends sagte, dass ich ein Talent für seine Methode habe, und ich künftig öfter kommen solle, war die erste Hürde genommen.

Während der fünf Übungsabende, die ich mit Dieter Dorn verbringen durfte, hatte ich ausreichend Gelegenheit, die Methode Dorn in der Theorie, vor allem aber in der Praxis kennen zu lernen. Tief beeindruckt sah ich, wie Dieter Dorn schnell und exakt Wirbelsäulenblockaden durch abfühlen feststellte, diese für den Betroffenen gut verständlich mit wenigen Sätzen auf den Punkt brachte und anschließend gefühlvoll und traumhaft sicher korrigierte. Aufgefallen ist mir auch noch sein ausgesprochen humorvoller Umgang mit seinen Klienten und die angenehm entspannte Atmosphäre während der Behandlung. Nach dem fünften Übungsabend meinte Dieter Dorn, dass ich eigentlich nicht mehr kommen müsste. Alles, was man wissen und können muss, habe er mir gezeigt und gesagt. Was mir noch fehle wäre die persönliche Erfahrung, und die könne er mir nicht geben, die müsse ich selbst sammeln. „Gehe nach Hause und fange an. Alle die aus dem Augsburger Raum anrufen, schicke ich zu dir“, sagte er. Ich ging nach Hause und fing an. Dieter Dorn hat mich aber nicht nur in seiner Therapie unterwiesen, sondern er hat mir in der kurzen Zeit unserer gemeinsamen Arbeit ganz nebenbei tiefe Einsichten in die Mysterien des Lebens vermittelt, und ich behaupte, dass ich während dieser ca. 25 Stunden Assistenz bei Dieter Dorn mehr vom und über das Leben gelernt habe, als in den 37 Jahren vorher.
Dafür möchte ich mich ganz herzlich und in tiefer Verbundenheit bei Dieter Dorn und seiner Familie bedanken.

Meine Begegnung mit Harald Fleig

Bei meinem ersten Besuch bei Dieter Dorn erwarb ich ein Buch mit dem Titel „Heilen über die Wirbelsäule“ von Harald Fleig. Dieter Dorn erzählte mir, dass auch Harald Fleig die Methode bei ihm erlernt hätte, und dass er ein begnadeter Wirbelsäulentherapeut sei. Ich las das Buch mit großer Begeisterung durch, ohne es auch nur einmal aus der Hand zu legen. In dem Buch befand sich auch ein Hinweis auf seine Seminare, die er durchführt, um sein Wissen an Interessierte weiterzugeben. Ich meldete mich umgehend an.

Harald Fleig unterweist in seinen Seminaren ausführlich und erschöpfend über die Dorn-Methode. Er hat diese jedoch um die Massagetechnik nach Rudolf Breuß erweitert. Harald Fleig hat auch ganz wesentlich zur Verbreitung der Dorn-Therapie beigetragen. Er hat das erste, und für lange Zeit auch einzige Buch über die Wirbelsäulentherapie nach Dorn geschrieben.

Ich habe schon mehrfach Seminare und Fortbildungen im Südschwarzwald besucht und möchte mich auch bei Brigitte und Harald Fleig und bei Heinz Hofmann für ihr spürbar aufrichtiges Bemühen bedanken, allen Seminarteilnehmern ein Optimum an Wissen und Fertigkeiten an die Hand zu geben.

Meine ersten Erfahrungen mit der Methode Dorn

Nach meiner Assistenz bei Dieter Dorn und beflügelt von meinen eigenen guten Erfahrungen, machte ich mich sofort daran, die Methode Dorn eigenverantwortlich auszuprobieren. Meine Frau hatte schon des öfteren Ischiasbeschwerden. Als sie wieder einmal über unangenehm ziehende Schmerzen im Bein klagte, richtete ich ihr die Beine und den Rücken ein, und schon am nächsten Tag war der Schmerz verschwunden.

Etwa zur selben Zeit litt mein damals 14-jähriger Sohn unter häufigen und heftigen Wadenkrämpfen. Er wachte nachts mit Schmerzen auf und hatte Mühe, die Verkrampfung zu lösen. Mehrere medikamentöse Versuche, das Problem in den Griff zu bekommen, schlugen fehl. Deshalb fragte ich ihn, ob es ihm recht sei, wenn ich es einmal über die Wirbelsäule versuche. Er stimmte zu. Eine Woche später fragte ich nach, wie es um seine Wadenkrämpfe stehe. „Wadenkrämpfe habe ich nicht mehr“, gab er zu seiner eigenen Verwunderung zurück. Sie kamen auch nicht wieder.

Mein Schwager Helmut litt schon seit mehreren Jahren unter massivem Sodbrennen. Er hatte immer eine Familienpackung Maloxan (Präparat gegen Sodbrennen) auf dem Nachtschränkchen stehen, um sich bei Bedarf sofort bedienen zu können. Als er wieder einmal stark darunter litt und noch stechende Schmerzen im Brustkorb dazukamen, begab er sich in stationäre Behandlung. Es wurden umfangreiche Untersuchungen durchgeführt. Eine Ursache für seine Beschwerden ließ sich nicht finden. Nachdem ihm trotzdem Medikamente verordnet wurden, obwohl er nachweislich nicht krank war, rief er mich an.

Da er alternativen Heilmethoden eher skeptisch gegenüberstand, fragte er mich vorsichtig, was ich mit

ihm machen würde, wenn er zu mir käme. Ich sagte ihm, dass ich seine Beinlänge korrigieren würde, falls diese nicht in Ordnung sei. Besonders würde mich die Stellung seines sechsten Brustwirbels interessieren, da der Spinalnerv, der in Höhe des sechsten Brustwirbels austritt, für die nervale Versorgung des Magens verantwortlich sei und somit als Ursache für das Sodbrennen in Frage käme.
Bei der Behandlung stellte sich heraus, dass eben dieser Magenwirbel eine Fehlstellung aufwies, wie man sie selten erlebt. Er stand so zur Seite, dass man fast einen Hut hätte daran aufhängen können. Nach der Behandlung war das Sodbrennen und, da auch der zweite Brustwirbel eine Fehlstellung aufwies, der Schmerz im Brustkorb verschwunden.

Woher kommt die Methode Dorn?

Die Grundzüge der Methode Dorn haben, wie die meisten naturheilkundlichen Therapien, ganz alte Wurzeln. Schon bei den Medizinmännern der nordamerikanischen Indianer finden sich, stellvertretend für viele andere Kulturen, Spuren ähnlicher Vorgehensweisen. Sie bezeichneten sie sicher nicht zu Unrecht als „Pfortenheilkunde", denn ihnen war damals schon bewusst, dass sie über jeden Wirbel bzw. über den dazugehörenden Spinalnerv Zugang zu ganz verschiedenen Körperregionen hatten.

Auch Dieter Dorn hat diese Methode, wie er selbst sagt, nicht erfunden, sondern, wenn auch nur in Fragmenten, übernommen. Er kann aber für sich in Anspruch nehmen, dieses alte Wissen mit neuem Leben erfüllt zu haben, bevor es vom herrschenden Geist des Atom- und Computerzeitalters gänzlich dem Vergessen anheim gestellt wurde. Er hat die Methode aber auch erweitert, verfeinert und für die heutige Zeit praktikabel gemacht.

Der Bauer, von dem Dieter Dorn den Anstoß zu seinem Tun erhielt, hat zwar die Wirbelsäule gerichtet, aber keine Beinlängen kontrolliert und korrigiert. Diese geniale Vorgehensweise haben wir allein Dieter Dorn zu verdanken. Eine Beinlängenkorrektur war vor fünfzig Jahren mit Sicherheit auch nicht notwendig. Erst unser radikal verändertes Bewegungsmuster in den letzten Jahrzehnten in der Berufswelt wie im Freizeitbereich, hat zu sprunghaft gestiegenen Beinlängendifferenzen und damit als häufige Ursache zur „Volkskrankheit Rückenschmerz" geführt.

Ein Umstand der den meisten Betroffenen gar nicht bekannt ist.
Dieter Dorn hat dieser Entwicklung intuitiv Rechnung getragen und mit seiner einfachen, aber höchst wirkungsvollen Vorgehensweise bei der Korrektur von Beinlängendifferenzen, wie bei der Korrektur der gesamten Wirbelsäule, neue Maßstäbe gesetzt.

Was ist die Methode Dorn?

Die Wirbelsäulentherapie nach Dieter Dorn hat nichts mit dem Einrenken oder Chiropraktik zu tun. Die herkömmlichen manuellen Methoden, Blockaden an der Wirbelsäule zu lösen, verlangen zumindest vom Patienten etwas Mut. Zudem werden bei häufig notwendiger Behandlung die Intervalle zwischen den einzelnen Manipulationen immer kürzer.
Die Methode Dorn dagegen ist eine ganz sanfte manuelle Therapie, bei der Blockaden und Wirbelfehlstellungen mit den Händen erfühlt und mit Daumendruck korrigiert werden. Diese Unregelmäßigkeiten können auch vom Patienten deutlich wahrgenommen werden. Wenn ein Wirbel richtig sitzt spürt man lediglich den Berührungsdruck. Ist ein Wirbel aus dem Lot, weist er eine gesteigerte Druckempfindlichkeit auf. So gehen Patient und Therapeut eine Fühlensbeziehung ein und stellen sozusagen die Diagnose, zumindest teilweise, gemeinsam. Die Therapie erfolgt durch gefühlvolles korrigieren der fehlgestellten Wirbel.

Auf den ersten Blick könnte man meinen, dass es sich bei der Methode Dorn um eine rein orthopädische Vorgehensweise handelt. Da aber die Wirbelsäule ein übergeordnetes Steuerungsorgan für mannigfachen Informationsaustausch vom Zentralnervensystem zur Peripherie und umgekehrt ist, können natürlich klassische Erkrankungen des Bewegungsapparates erfolgreich behandelt werden. Aber auch viele andere mögliche, ja sogar unmögliche Beschwerden haben ihren

Ausgangspunkt oft an der Wirbelsäule und können damit auch erfolgreich korrigiert werden.
Ich vergleiche die Wirbelsäulentherapie nach Dorn gerne mit Klavierstimmen. Wie jeder Ton auf dem Klavier eine eigene Schwingung hat, so hat auch jeder Wirbelkörper innerhalb der Wirbelsäule seine eigene Schwingung. Wenn wir am Klavier einen Akkord anschlagen und auch nur ein Ton nicht richtig gestimmt ist, so hören wir anstelle einer Harmonie einen Missklang. Ähnlich verhält es sich mit den Wirbeln und Spinalnerven im Zusammenspiel mit dem Gesamtorganismus. Die Zwischenwirbellöcher, aus denen die Spinalnerven rechts und links der Wirbelsäule austreten, sind nicht besonders groß. Kommt es nun durch eine Wirbelverschiebung zu einer Verengung dieser Zwischenwirbellöcher, wird der Nerv komprimiert und als Folge in seiner Funktion eingeschränkt. Das kann zu Beschwerden im gesamten Versorgungsgebiet des Nervs führen. Die Wirbelsäule ausrichten, um den Spinalnerven einen optimalen Freiraum zu schaffen, damit sie ungehindert ihre Aufgaben wahrnehmen können, und alle Störfaktoren auszuschalten, die diesem Ziel im Weg stehen, das ist, rein statisch gesehen, die Wirbelsäulentherapie nach Dieter Dorn.
Die Dorn-Therapie ist aber auch Akupunktur ohne Nadeln, da wir bei der Rückenbehandlung auf die Meridiane, die feinstofflichen Energieleitbahnen, Einfluss nehmen.
Die Wirbelsäulentherapie nach Dieter Dorn eröffnet uns auch ganz neue Horizonte. Sie erlaubt uns, ausgetretene und wenig effiziente, unbewusst oder auch

bewusst zum Selbstzweck angelegte Pfade mit dem Ziel zu verlassen, den Patienten, und nicht das System in den Mittelpunkt zu stellen.
Die Dorn-Therapie zwingt uns nicht, Diagnosen wie Abnützung oder Verschleiß als Ursache für Schmerzen als unabänderliches Schicksal hinzunehmen. Sie lässt uns den Freiraum, solche oder ähnliche Aussagen zuerst wertfrei stehen zu lassen, um jeden auch anscheinend noch so komplizierten und aussichtslosen Fall nach den Dorn'schen Kriterien ganz neu anzuschauen. Häufig werden scheinbar unwichtige, auch durch den Einsatz von modernen und teuren bildgebenden Verfahren nicht darzustellende Faktoren, übersehen. Diagnosen werden, gerade im orthopädischen Bereich, oft ausschließlich durch Bilder erstellt. Berührung findet immer seltener statt. Zeit ist kaum vorhanden.
Die Methode Dorn hat Zeit. Sie behandelt Menschen, keine Bilder. Sie erwartet täglich „Wunder". Wenn wir keine Wunder erwarten, können keine Wunder geschehen.

Warum ist Rückenschmerz zur Volkskrankheit geworden?

Den Grundstock zu dieser Problematik haben unsere Vorfahren schon in grauer Vorzeit gelegt, als sie das Verlangen verspürten, der bisherigen Fortbewegung auf allen Vieren den aufrechten Gang auf zwei Beinen vorzuziehen.
Die unzweifelhaften Vorteile in geistig-emotionaler Hinsicht waren begleitet von erheblichen Nachteilen bezüglich der Strukturen des Bewegungsapparates, der um ein vielfaches anfälliger wurde. Die Spezies Mensch hat diese erhöhte Belastung damals durch eine relativ geringe Lebenserwartung und durch raue Umweltbedingungen weitgehend kompensiert. Er hat die Langzeitfolgen der veränderten Körperhaltung sozusagen nicht erlebt.
Das hat sich in den letzten hundert Jahren grundlegend verändert. Die Lebenserwartung stieg dank der medizinischen Möglichkeiten rapide an. Die Umweltbedingungen wie Ernährung und Bewegung haben sich deutlich verschlechtert. Diese an sich konträre Aussage bewahrheitet sich gerade in jüngster Zeit immer mehr. Durch das höhere Lebensalter treten statische Schwachstellen deutlicher hervor, und die für den Bewegungsapparat so wichtigen Strukturen wie Knochen, Muskeln, Sehnen, Bänder und Gelenke werden durch die qualitativ unzureichender werdende Nahrung und den eklatanten Bewegungsmangel immer anfälliger.
Aus der Vision mehr und mehr Maschinen zu erfinden, die für uns die Arbeit erledigen, und wir bei bester Gesundheit dabei zuschauen, ist nichts geworden. Das

Gegenteil ist eingetreten. Die Rückenschmerzpatienten werden trotz, oder gerade wegen körperlicher Schonung immer jünger.
Wir haben uns vom aktiven Bewegungsmensch zum passiven Sitzmensch entwickelt. Unsere Kinder sitzen vor dem Fernseher, dem Videorekorder oder dem Computer. Sie sitzen schon im Kindergarten, viele Jahre in den Schulen und vor den Hausaufgaben. Die Erwachsenen sitzen natürlich auch vor diversen Medien, während der Arbeit, auf dem Weg von und zur Arbeit in irgendwelchen Verkehrsmitteln. Während der Freizeit sitzen wir wieder im Cafe, im Biergarten oder im Theater.
Im Alltagsleben der allermeisten, in hochtechnisierten Industrienationen lebenden Menschen, sieht es so oder ähnlich aus. Keine Altersgruppe und keine soziale Schicht blieb von dieser Entwicklung verschont. Deshalb haben mindestens neunzig Prozent aller Menschen ungleich lange Beine.

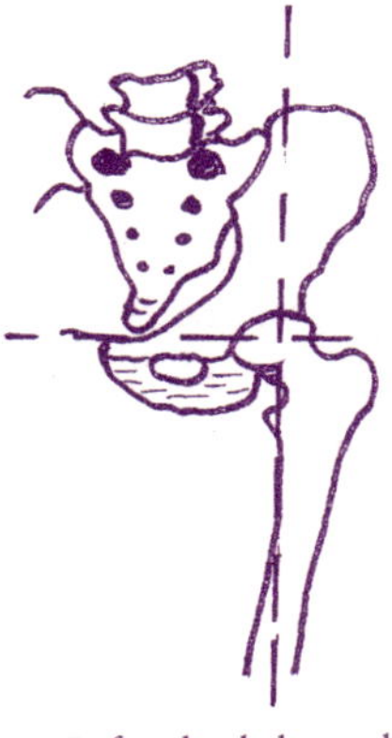

Abb. 1.1 Hüftgelenk korrekt

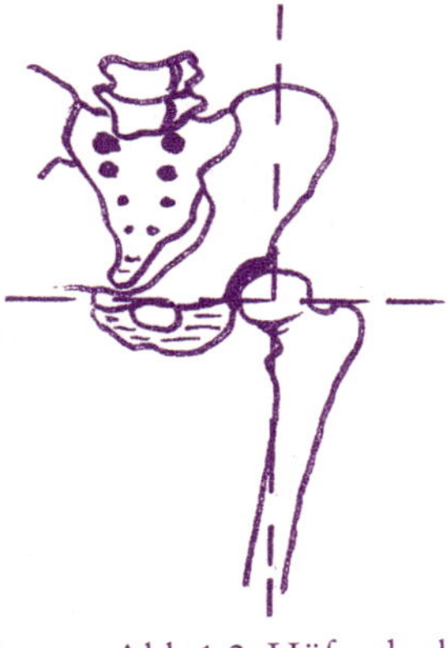

Abb.1.2 Hüftgelenk subluxiert

DIESER UMSTAND IST DER URSPRUNG ALLEN ÜBELS AUS STATISCHER SICHT UND DEM WIRD WEITGEHEND KEINE ODER NUR UNZUREICHEND BEACHTUNG GESCHENKT.

Wenn es sich dabei um einen von der Schöpfung verursachten, also um einen echten Beinlängenunterschied handeln würde, müssten wir uns zu recht fragen, ob die Natur pfuscht. Doch so hohe Fehlerquoten sind in der Natur nicht üblich.
In den meisten Fällen wird eine Beinlängendifferenz, wenn sie nicht direkt augenfällig ist, erst gar nicht diagnostiziert. Wenn sich eine Differenz zeigt, spricht man von einem zu „kurzen" Bein. Auf eine Korrektur wird entweder ganz verzichtet oder sie erfolgt mittels einer Absatzerhöhung oder einer Einlage in den Schuh des kürzeren Beines.
Diese Vorgehensweise ist fast in hundert Prozent aller Fälle falsch. Von tausend festgestellten Beinlängenunterschieden handelt es sich in 998 Fällen um eine Beinverlängerung (eine Hüft-, Knie- oder Sprunggelenksubluxation) und nur zwei mal um eine echte Beinverkürzung. Oft sind sogar beide Beine, mit unterschiedlicher Ausprägung, zu lang. Das darf uns aber nicht zu der Annahme verleiten, ein Bein wäre zu kurz. Diese Hüftsubluxationen lassen sich mittels der Dornschen Korrekturgriffe schnell und vollkommen schmerzlos beheben. Sollte sich nach deren Anwendung noch immer eine Beinlängendifferenz zeigen, die sich auf diese Weise nicht beheben lässt, so kann ein echter Unterschied in Form einer Verkürzung vorliegen, die es sicher auch gibt, aber eben sehr selten.

Hier ist dann eine Absatzerhöhung das Mittel der Wahl. Doch selbst bei einem Schuhausgleich kann auf die Selbsthilfegriffe nach Dorn nicht verzichtet werden, da ja zu jeder Zeit ein anderes Gelenk subluxieren kann, was wieder einen Beckenschiefstand mit all seinen üblen Folgen nach sich zieht.
Ein Beckenschiefstand ist immer eine Momentaufnahme, die der Veränderung unterliegt. Die sicherste Methode, sich einen Beckenschiefstand und dessen unangenehme Folgen vom Leibe zu halten, ist die regelmäßige Anwendung der Selbsthilfegriffe nach Dieter Dorn. Wegen der enormen Wichtigkeit von zwei gleich langen Beinen für die beschwerdefreie Funktion des Bewegungsapparates primär, und für das Zusammenspiel des selben mit dem Gesamtorganismus sekundär, will ich die krankmachenden Mechanismen näher erläutern.

Ungleiche Beinlängen

Wenn die Beine nicht gleich lang sind, werden beim Stehen und Gehen immer ungleichmäßige Drücke auf das Becken übertragen. Wenn dieser Zustand über längere Zeit anhält, führt das zu Blockaden und Fehlstellungen am Kreuzbein, am Kreuz-Darmbein-Gelenk und am Darmbein. Das Becken kann verdreht sein und die Fehlstellungen in den Gelenken führen zu einem erhöhten Verschleiß mit den allseits bekannten Beschwerden.

Doch nicht nur das Becken leidet unter einer Beinlängendifferenz, sondern auch die Wirbelsäule. Wenn das Becken nicht gerade, sondern schief steht, neigt sich auch die Wirbelsäule zur Seite. Da diese Position vom Körper als nicht korrekt erkannt wird, erfolgt automatisch eine seitliche Ausgleichskrümmung (Abb. 1.3 und 1.4) in allen Wirbelsäulenbschnitten, um das Gleichgewicht wieder herzustellen. Das führt wieder zu einem häufig vorkommenden Schulterschiefstand.

Auch die Bandscheiben leiden unter den kompensatorischen Wirbelsäulenfehlstellungen. Bei körperlicher Anstrengung und beim Heben von schweren Lasten werden die Bandscheiben nicht mehr gleichmäßig, sondern stark einseitig belastet. Dieser Umstand erhöht die Gefahr eines Bandscheibenvorfalls um ein Vielfaches. Es gibt kaum Bandscheibenvorfälle, die ohne Vorboten auftreten. In den allermeisten Fällen ging schon eine lange bis sehr lange Leidensgeschichte voraus. Es ist im wahrsten Sinne des Wortes schon lange Zeit etwas schief gelaufen.

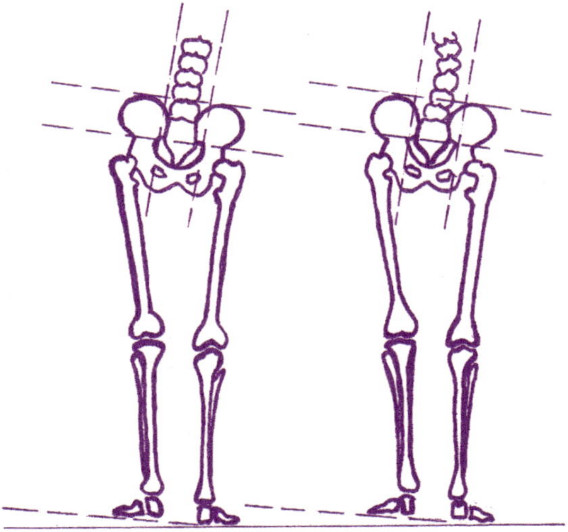

Abb. 1.3 Beckenschiefstand als Folge einer Hüftsubluxation noch ohne kompensatorischer Ausgleichskrümmung
Abb. 1.4 Beckenschiefstand als Folge einer Hüftsubluxation mit kompensatorischer Ausgleichskrümmung

Bei den für die Beinlängendifferenzen in Frage kommenden Gelenksubluxationen ist zu ca. neunzig Prozent das Hüftgelenk betroffen. Die restlichen zehn Prozent teilen sich Knie und Sprunggelenk. Aufgrund der Größe des Gelenks können daraus Beinlängendifferenzen von fünf Zentimetern und mehr resultieren. Unterschiede zwischen zwei und drei Zentimetern kommen in der Praxis täglich vor.

Das Hüftgelenk

Das Hüftgelenk bilden im wesentlichen die Pfanne des Hüftknochens und der Kopf des Oberschenkelknochens. Beide Gelenkanteile, Kopf und Pfanne, sind mit einer Gleitfläche, dem hyalinen Knorpel, überzogen bzw. ausgekleidet. Die Haltebänder haben die Aufgabe, das Gelenk fest zusammenzuhalten, um einen optimalen Sitz zu gewährleisten. Diese Bänder haben aber die Eigenheit, wegen der bereits angesprochenen Überbelastung durch das viele Sitzen zu überdehnen. Die überdehnten Bänder lassen es nun zu, dass der Kopf im Sitzen aus der Pfanne gleitet und nicht mehr mit seiner gesamten Fläche aufliegt. Das führt zu einem erhöhten Verschleiß, vor allen Dingen aber zu einer Beinverlängerung und damit zu einem Beckenschiefstand.

Wenn man das Hüftgelenk betrachtet, ist man versucht zu sagen, dass das wohl kein Problem sein dürfte. Sobald man auf den Beinen steht, rutscht der Kopf wieder nach oben in die Pfanne und das Problem ist behoben. Doch genau das passiert nicht!

Der Hüftkopf verkantet seitlich am Pfannendach und kommt alleine nicht mehr in seine ursprüngliche Lage zurück. Eine Repositionierung des Hüftkopfes ist nur in abgewinkelter Position des Oberschenkelknochens möglich. Das heißt im Umkehrschluß aber auch, dass er in dieser Position, also in sitzender Haltung, auch wieder herausrutschen kann. Um dem sicher vorzubeugen, müssen die Übungen wie im Kapitel 4 „Vorbeugung und Selbsthilfe“ beschrieben, häufig wiederholt werden.

Kapitel 2

Aufbau der Wirbelsäule

Die Wirbelsäule setzt sich zusammen aus 24 Wirbeln, dem Kreuzbein und dem Steißbein. Die 24 Wirbel unterteilen sich noch einmal in drei extra bezeichnete Wirbelsäulenabschnitte.

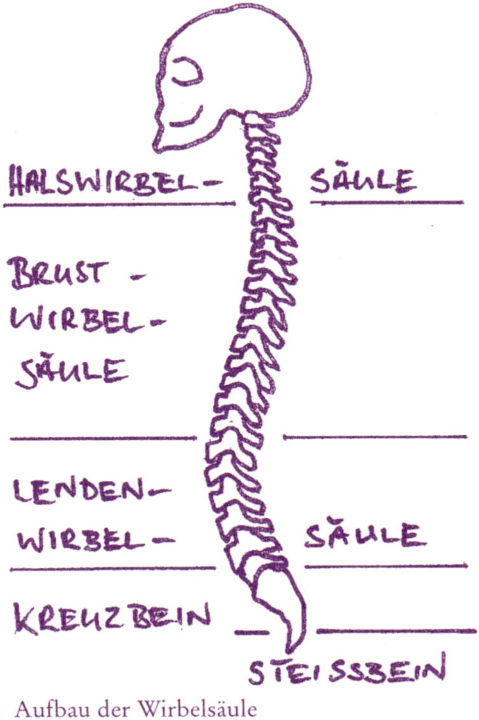

Abb. 2.1 Aufbau der Wirbelsäule

Die fünf Abschnitte der Wirbelsäule von oben nach unten:
Zeichnung 2.1

Halswirbelsäule (HWS) mit 7 Halswirbeln
C1 – C7 lat. Cervix = Hals

Brustwirbelsäule (BWS) mit 12 Brustwirbeln
Th1 – Th12 lat. Thorax = Brustkorb

Lendenwirbelsäule (LWS) mit 5 Lendenwirbeln
L1 – L5 lat. Lumbus = Lende

Kreuzbein (os sacrum) aus ursprünglich 5 Sakralwirbeln zu einer Struktur verschmolzen
Lat. Sacralis = heilig

Steißbein (os coczygis) gebildet aus 3 – 5 verkümmerten Steiß-„Wirbeln“

Als Puffer zwischen den Wirbelkörpern dienen die Bandscheiben. Sie bestehen aus einer faserknorpeligen äußeren Schicht (anulus fibrosus) und einem gallertartigen inneren Kern (nucleus pulposus). Der Aufbau ist dem eines Wasserbettes ähnlich. Für die Stabilität der Wirbelsäule sorgen eine Vielzahl von Bändern und die umliegenden Muskeln.

Die einzelnen Wirbelkörper und die daraus entspringenden Spinalnerven mit den entsprechenden Versorgungsgebieten und möglichen Auswirkungen bei Fehlstellungen
Halswirbelsäule C1 – C7

1. Halswirbel C1
Versorgungsgebiete:
Blutversorgung von Kopf, Hypophyse, Kopfhaut, Gesichtsknochen, Gehirn, Innen- und Mittelohr, symphatisches Nervensystem
Auswirkungen:
Kopfschmerzen, Nervosität, Schlaflosigkeit, Kopfgrippe, Bluthochdruck, Migräne, Nervenzusammenbruch, Gedächtnisschwund, chronische Müdigkeit, Schwindel

2. Halswirbel C2
Versorgungsgebiete:
Augen, Sehnerven, Hörnerven, Nebenhöhlen, Mastoid-Knochen, Zunge, Stirn
Auswirkungen:
Nebenhöhlenbeschwerden, Allergien, Schielen, Taubheit, Augenleiden, Ohrenschmerzen, Ohnmachtsanfälle, bestimmte Arten von Blindheit

3. Halswirbel C3
Versorgungsgebiete:
Wangen, Ohrmuscheln, Gesichtsknochen, Zähne, Facialis-Nerv
Auswirkungen:
Neuralgie, Neuritis, Akne oder Pickel, Ekzem

4. Halswirbel C4
Versorgungsgebiet:
Nase, Lippen, Mund, Eustachische Röhre
Auswirkungen:
Heuschnupfen, Katarrh, Gehörverlust, Polypen

5. Halswirbel C5
Versorgungsgebiete:
Stimmbänder, Nackenlymphdrüsen, Rachen
Auswirkungen:
Kehlkopfentzündung, Heiserkeit, Halsschmerzen

6. Halswirbel C6
Versorgungsgebiete:
Nackenmuskulatur, Schultern, Mandeln
Auswirkungen:
Steifes Genick, Oberarmschmerzen, Mandelentzündung, Keuchhusten, Krupphusten

7. Halswirbel C7
Versorgungsgebiete:
Schilddrüse, Schulter, Schleimbeutel, Ellbogen
Auswirkungen: Schleimbeutelentzündung, Erkältungen, Schilddrüsenerkrankungen

Brustwirbelsäule Th1 – Th12

1. Brustwirbel Th1
Versorgungsgebiete:
Unterarme, Handgelenke, Hände, Finger, Speiseröhre, Luftröhre
Auswirkungen:
Asthma, Husten, Atembeschwerden, Kurzatmigkeit, Schmerzen in Unterarmen und Händen

2. Brustwirbel Th2
Versorgungsgebiete:
Herz einschließlich seiner Klappen und Umhüllung, Herzkranzgefäße

Auswirkungen:
Funktionelle Herzbeschwerden und verschiedene Brustleiden

3. Brustwirbel Th3
Versorgungsgebiete:
Lungen, Bronchien, Rippenfell, Brustkorb, Brüste
Auswirkungen:
Bronchitis, Rippenfellentzündung, Lungenentzündung, Grippe

4. Brustwirbel Th4
Versorgungsgebiete:
Gallenblase, Gallengänge
Auswirkungen:
Gallenleiden, Gelbsucht, Gürtelrose

5. Brustwirbel Th5
Versorgungsgebiete:
Leber, Solarplexus, Blut
Auswirkungen:
Leberleiden, Fieber, niedriger Blutdruck, Anämie, Kreislaufschwäche, Arthritis

6. Brustwirbel Th6
Versorgungsgebiete:
Magen
Auswirkungen:
Magenbeschwerden, auch nervöser Art, Verdauungsstörungen, Sodbrennen

7. Brustwirbel Th7
Versorgungsgebiete:
Bauchspeicheldrüse, Zwölffingerdarm
Auswirkungen:
Geschwüre, Gastritis

8. Brustwirbel Th8
Versorgungsgebiete:
Milz
Auswirkungen:
Abwehrschwäche

9. Brustwirbel Th9
Versorgungsgebiete:
Nebennieren
Auswirkungen:
Allergien, Nesselausschläge

10. Brustwirbel Th10
Versorgungsgebiete:
Nieren
Auswirkungen:
Nierenbeschwerden, Arterienverkalkung, chronische Müdigkeit, Nieren(becken)entzündung

11. Brustwirbel Th11
Versorgungsgebiete:
Nieren, Harnleiter
Auswirkungen: Hautkrankheiten wie Akne, Pickel, Ekzeme oder Furunkel

12. Brustwirbel Th12
Versorgungsgebiete:
Dünndarm, Lymphsystem
Auswirkungen:
Rheumatismus, Blähungen, verschiedene Arten der Sterilität

Lendenwirbelsäule L1 – L5

1. Lendenwirbel L1
Versorgungsgebiete:
Dickdarm, Leistenpforte
Auswirkungen:
Verstopfung, Colitis, Ruhr, Durchfall, manche Arten von Brüchen (z.B. Leistenbruch)

2. Lendenwirbel L2
Versorgungsgebiete:
Blinddarm, Bauch, Oberschenkel
Auswirkungen:
Krämpfe, Atembeschwerden, Übersäuerung, Krampfadern

3. Lendenwirbel L3
Versorgungsgebiete:
Geschlechtsorgane, Gebärmutter, Blase, Knie
Auswirkungen:
Blasenleiden, Menstruationsbeschwerden (z.B. schmerzhafte oder unregelmäßige Perioden), Fehlgeburten, Bettnässen, Impotenz, Wechseljahrbeschwerden, viele Knieschmerzen

4. Lendenwirbel L4
Versorgungsgebiete:
Prostata, Muskeln der unteren Rückenabschnitte, Ischias
Auswirkungen:
Ischias, Hexenschuss, schwieriges, schmerzhaftes oder zu häufiges Harnlassen, Rückenbeschwerden

5. Lendenwirbel L5
Versorgungsgebiete:
Unterschenkel, Sprunggelenke, Füße
Auswirkungen:
Schlechte Durchblutung des Unterschenkels, geschwollene Knöchel, schwache Sprunggelenke und Fußgewölbe, kalte Füße, schwache Beine, Wadenkrämpfe

Kreuzbein
Versorgungsgebiete:
Hüftknochen, Gesäß
Auswirkungen:
Beschwerden im Bereich der Hüft-, Beckengelenke, Wirbelsäulenverkrümmungen

Steißbein
Versorgungsgebiete:
Enddarm, After
Auswirkungen:
Hämorrhoiden, Afterjucken, Schmerzen am Ende der Wirbelsäule beim Sitzen

Kapitel 3

Behandlungsablauf nach Dorn

Allgemeines

Das Einrichten der Wirbelsäule nach Dorn erfolgt vom Steißbein bis ca. zum achten Brustwirbel im Stehen und vom ca. siebten Brustwirbel bis zum obersten Halswirbel im Sitzen. Das Richtigstellen der einzelnen Wirbelsäulenabschnitte erfolgt immer aus der Bewegung, weil das die Korrektur wesentlich erleichtert. Im Stehen wird mit dem der Blockade gegenüber liegenden Bein geschwungen. Einzige Ausnahme ist das Richtigstellen einer Beckenverwringung. Hier sind die Blockadeseite und die Seite des schwingenden Beines identisch. Bei der Korrektur der Brustwirbelsäule bis zum siebten Brustwirbel wird generell mit dem der Blockade gegenüberliegenden Arm geschwungen. Einzige Ausnahmen sind Schulter- oder Brustkorbverwringungen. Hier wird mit beiden Armen gegenläufig hin und her geschwungen. Die Korrektur der Halswirbelsäule geschieht durch Daumendruck auf die Querfortsätze der Halswirbelkörper. Hierbei wird der Kopf leicht nach links und rechts bewegt (Kopf schütteln – Nein-Sagen). Ein schriftlicher Behandlungsplan (wie im Kapitel Vorbeugung und Selbsthilfe beschrieben) begleitet die Behandlung.
Wenn jemand nicht schon von haus aus viel trinkt, sollte er zumindest nach einer Dorn-Behandlung für mehrere Tage mindestens zwei Liter Flüssigkeit täglich zu sich nehmen. Durch die Behandlung wird der Stoffwechsel

und damit die Entgiftung angeregt und die dabei gelösten Stoffwechselschlacken werden über den Harn- und Lymphweg ausgeschieden. Als Flüssigkeit sind Wasser, stilles Mineralwasser oder Kräutertees zu empfehlen.
Die folgende Schilderung des Behandlungsablaufes nach Dorn soll Patienten und Therapeuten gleichermaßen als Orientierung dienen. Der Patient weiß, was er erwarten kann und der Therapeut weiß, was von ihm erwartet wird.

Anamnese

Die Anamnese stellt eine ganz wichtige Komponente einer Dorn-Behandlung dar. Da es sich bei der Dorn-Therapie um eine ganzheitliche Vorgehensweise handelt, sind auch momentane außergewöhnliche Belastungen oder Konfliktsituationen im privaten oder beruflichen Umfeld von großer Bedeutung. Schon hier können auf Beratungsebene vermeintlich turmhohe Probleme auf das Niveau einer Bodenwelle reduziert werden.
Zum genauen Befund der rein körperlichen Problematik gehören nach meiner Erfahrung Röntgenaufnahmen, Computertomographien oder Kernspintomographien nur in Ausnahmefällen. Das subjektive Empfinden des betreffenden Patienten ist wichtig. Die Häufigkeit von Schmerzen, die Intensität, punktuell oder ausstrahlend, ziehend oder pochend, bohrend oder stechend, eher tagsüber oder mehr während der Nacht, im Liegen oder Sitzen oder eher beim Stehen und Gehen. Der Schmerz hat viele Gesichter. Wenn wir hier genau hinhören, können wir wertvolle diagnostische Erkenntnisse daraus ziehen.

Ich sage jedem Patienten, der zum ersten Mal da ist, dass es sich bei der Dorn-Therapie weder um Chiropraktik noch um irgend eine Form des Einrenkens handelt. Denn die meisten Menschen, die schon derartige Behandlungen hinter sich haben, verkrampfen und verspannen in der Erwartung einer ähnlichen Vorgehensweise.

Checkliste Anamnese

1. Besprechung der Vor- und Krankengeschichte
2. Welche Medikamente werden regelmäßig eingenommen
3. Sonstige Schwachstellen körperlicher, psychischer oder psychosomatischer Art
4. Operationen – sonstige Eingriffe
5. Familiäre Erkrankungen
   Achtung: Bei Unfällen immer erst klären, ob nicht eine Fraktur vorliegt!

Kontrolle und Korrektur der Beinlängen

Der Patient liegt angekleidet und mit Schuhen auf dem Rücken auf einer Behandlungsliege. Es gibt auch Therapeuten, die die Schuhe ausziehen lassen, was auch nicht falsch ist. Bestehende Beinlängenunterschiede sind aber mit Schuhen besser sichtbar und vor allen Dingen besser zeigbar, was ich für sehr wichtig halte. Der Therapeut hebt nun die gestreckten Beine des Patienten um ca. 70 – 90 Grad hoch und drückt mit beiden Händen fest und gleichmäßig auf die Absätze. Hierbei zeigt sich eine mögliche Beinlängendifferenz an den sich nicht auf einer Höhe befindlichen Absätzen.

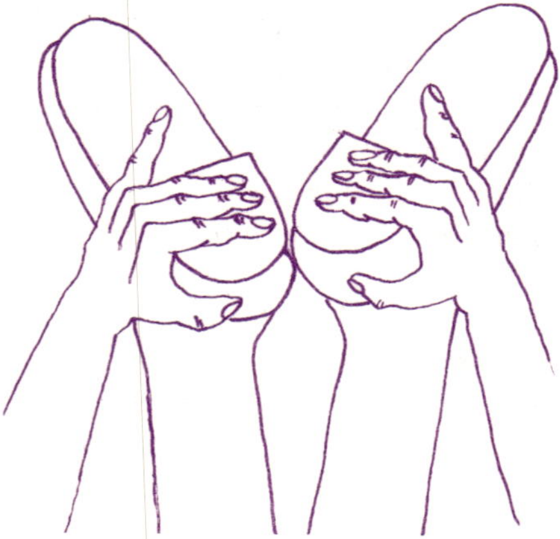

Abb. 3.1 Beinlänge ungleich

Das zu lange Bein wird nun in der Hüfte mit dem Dorn'schen Selbsthilfegriff korrigiert (alle Griffe zur Beinlängenkorrektur sind im Kapitel Vorbeugung und Selbsthilfe genau beschrieben). Meist ist das vorher zu lange Bein nun gleich lang oder gar kürzer. Das ist der Beweis dafür, dass sich der Hüftkopf nicht in der Pfanne befunden hat, also eine Hüftsubluxation vorliegt. In gleicher Weise wird nun am anderen Hüftgelenk, an den beiden Knien und an beiden Sprunggelenken vorgegangen. Es ist aber nach jeder Korrektur wieder die Kontrolle auf Veränderung durch das Hochheben der Beine durchzuführen. So können wir nach erfolgter Richtigstellung aller Gelenke genau sagen, welches Gelenk in Ordnung war, welches Gelenk eine fehlerhafte Stellung aufwies und wie groß diese Fehlstellung war.
In den allermeisten Fällen ist danach ein Gleichstand

der Beine erreicht. Das heißt, dass die Beine von Natur aus gleich lang sind. Sollte es dennoch eine Differenz zeigen, ist es notwendig an dem noch zu langen Bein die Hüftübung mehrmals zu wiederholen. Wenn dann die Beine immer noch unterschiedlich lang sind, muss geklärt werden, ob nicht eine echte Beinlängenverkürzung vorliegt. Das kommt jedoch ganz selten vor.

Ob der Therapeut nun mit der Korrektur bei der Hüfte oder am Sprunggelenk beginnt, oder ob er zuerst die drei Gelenke der einen Seite und dann die der anderen in Ordnung bringt, ist vollkommen unerheblich. Wichtig ist nur, dass alle für eine Beinlängendifferenz in Frage kommenden Gelenke kontrolliert und korrigiert werden. Selbst wenn sich bei der ersten Kontrolle ein Gleichstand zeigt, sollten zumindest auf einer Seite alle drei Gelenke überprüft werden, ob nicht doch eine Veränderung sichtbar wird. Manchmal ergibt nämlich die Summe der Subluxationen einen scheinbaren Gleichstand.

Es gibt immer wieder Therapeuten, die die Kontrolle und Korrektur der Beinlängen nur unzureichend oder gar nicht ausführen. Die Korrektur der Beinlängen gehört aber zu den Grundpfeilern der Dorn-Therapie. Der gesamte Vorgang der Gelenkkorrektur ist absolut schmerzlos!

Checkliste Beinlänge

Der Patient liegt auf dem Rücken mit Schuhen, Beine werden ausgestreckt um ca. 70 – 90 Grad angehoben, gleichmäßiger, fester Druck auf die Absätze ausgeübt.

Kontrolle:
Korrekturgriff Hüftgelenk 1 – Kontrolle
Korrekturgriff Hüftgelenk 2- Kontrolle
Korrekturgriff Kniegelenk 1 – Kontrolle
Korrekturgriff Kniegelenk 2 - Kontrolle
Korrekturgriff Sprunggelenk 1 – Kontrolle
Korrekturgriff Sprunggelenk 2 – Kontrolle

Kontrolle und Korrektur des Beckengürtels
Grundsätzliches zum Beckengürtel

Der Beckengürtel bildet die Verbindung der unteren Extremitäten mit dem Rumpfskelett. Die für die Dorn-Therapie bedeutsamen Strukturen sind die beiden Darmbeine (Beckenschaufeln), das Kreuzbein und dessen Verlängerung nach unten, das Steißbein. Besondere Bedeutung hat auch noch das Kreuzbein-Darmbein-Gelenk, das, wie der Name schon sagt, die Verbindung zwischen Kreuzbein und Darmbein bildet. Da sich die Beschwerden und Schmerzen zum überwiegenden Teil in diesem Bereich manifestieren, kommt der Behandlung des Beckengürtels in der Dorn-Therapie ganz besondere Bedeutung zu.
Viele Menschen in meiner Praxis sagen von sich, dass sie es schon „viele Jahre auf der Bandscheibe haben"! Meine praktische Erfahrung hat mich gelehrt, dass dies auch bei schulmedizinisch diagnostizierten Bandscheibenproblemen nur zu einem Bruchteil zutrifft. Der überwiegende Teil dieser Problematik hat seinen Ausgangspunkt im Beckengürtel. Dieser stellt mit den zu ihm gehörenden Muskeln und Bändern einen komplizierten und verhältnismäßig anfälligen Komplex

dar, da er durch seine zentrale Lage bei jeder Bewegung und bei jeder Belastung den Dreh- und Angelpunkt darstellt. Deshalb muss bei der Diagnose und der Behandlung im Beckenbereich besonders genau vorgegangen werden.

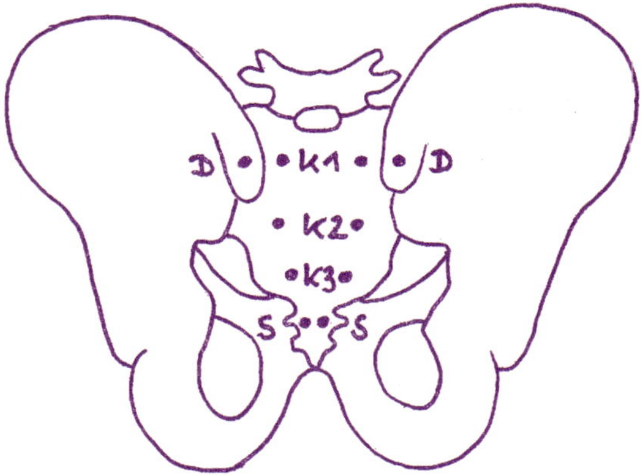

Abb. 3.2 Diagnose- und Korrekturpunkte im Beckenbereich

Checkliste – Beckengürtel

D = oberer Darmbeinstachel links und rechts
K1 = Kreuzbein oben links und rechts
K2 = Kreuzbein Mitte links und rechts
K3 = Kreuzbein unten links und rechts
S = Steißbein links und rechts

Im wesentlichen geht es bei diesen Punkten um den Seitenvergleich links und rechts der Mittellinie. Die entsprechenden Bezugspunkte müssen auf gleichem Niveau liegen. Ist das nicht der Fall, liegt eine Blockade vor oder das Becken ist verwrungen. Eine Korrektur ist erforderlich.

Kontrolle und Korrektur der Lendenwirbelsäule (LWS), Brustwirbelsäule (BWS) und des Schultergürtels

Die Kontrolle und Korrektur der Lendenwirbelsäule ist relativ einfach. Fehlstellungen werden mit den Händen erfühlt und mit Daumendruck korrigiert. Der Druck erfolgt dabei fast ausschließlich auf die Dornfortsätze im Winkel von ca. 45 Grad.
Die Kontrolle und Korrektur der Brustwirbelsäule ist schon wieder etwas anspruchsvoller. Da jedem Brustwirbel eine Rippe zugeordnet ist und eine gelenkige Verbindung zwischen den beiden besteht, sind bei der Kontrolle nicht nur die Dornfortsätze sondern oft auch die Querfortsätze von Bedeutung.
Der Schultergürtel verbindet die Knochen der oberen Extremitäten mit dem Körperstamm. Was das Kreuzbein für den Beckengürtel ist, ist die obere Brustwirbelsäule und die untere Halswirbelsäule für den Schultergürtel bei Beschwerden und Schmerzen in diesem Bereich. Ein deutliches Augenmerk ist auch auf Thorax- und Schulterverwringungen zu legen, die recht häufig vorkommen.

Checkliste – Lendenwirbelsäule, Brustwirbelsäule und Schultergürtel

Kontrolle und Korrektur der LWS mit Daumendruck auf Dornfortsätze im Winkel von ca. 45 Grad.
Kontrolle und Korrektur der BWS durch Druck auf die Dornfortsätze und Querfortsätze.
Kontrolle und Korrektur von Thorax- und Schulterverwringungen.

Kontrolle und Korrektur der Halswirbelsäule (HWS)

Die Kontrolle und Korrektur der Halswirbelsäule erfolgt ausschließlich über die Querfortsätze. Die Dornfortsätze der Halswirbelsäule sind nur wenig ausgebildet und somit weder für die Kontrolle noch für die Korrektur der HWS geeignet.

Checkliste – Halswirbelsäule

Kontrolle und Korrektur der HWS durch Druck auf die Querfortsätze

Kapitel 4

Vorbeugung und Selbsthilfe

Zigtausend Hüft-, Knie- und Bandscheibenoperationen könnten vermieden werden, wenn alle Menschen ab sofort konsequent und regelmäßig die Dorn'schen Handgriffe zum korrigieren von Hüft- und Kniegelenksfehlstellungen anwenden würden. Diese tun im Gegensatz zu Operationen und anderen Eingriffen nicht weh und kosten, außer 30 Sekunden Zeit pro Tag, nichts!
Der mit Abstand wichtigste Griff ist der für das Hüftgelenk, da die Hüfte am häufigsten betroffen ist und wegen der Größe des Gelenks auch für die heftigsten Beckenschiefstände verantwortlich ist. Damit der korrekte Sitz des Oberschenkelkopfes in der Hüftpfanne im Verlauf von 24 Stunden gewährleistet ist, empfehle ich den Korrekturgriff für die Hüfte in folgender Häufigkeit.

Korrekturgriff Hüftgelenk:
Immer abends vor dem Einschlafen im Liegen

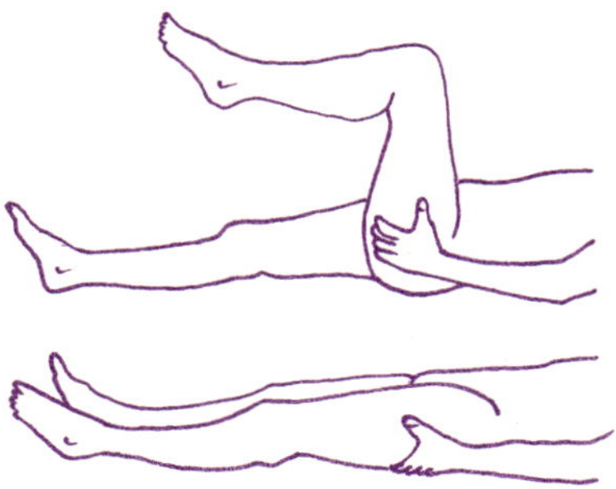

Abb. 4.1 Hüftgelenkskorrektur im Liegen

Auf dem Rücken liegend Bein anwinkeln, mit der Hand am oberen Drittel des Oberschenkels dagegen drücken und das Bein dabei ausstrecken. Erst loslassen, wenn das Bein vollkommen ausgestreckt ist (Abb. 4.1). Es ist ausreichend, wenn dieser Vorgang links wie rechts ein Mal ausgeführt wird.
Sie erreichen damit, dass sich der Oberschenkelkopf vollkommen in der Hüftpfanne befindet. Da die Bänder ja etwas überdehnt sind, hängen diese nun durch und können sich während der Nacht wieder regenerieren. Es ist unerheblich, wie Sie sich während der Nacht drehen, die Oberschenkelköpfe können nicht mehr aus den Pfannen rutschen und Sie haben in der gesamten Schlafenszeit eine ideale Position. Ich empfehle diese Übung am Abend liegend, da man durch nichts mehr von der Durchführung abgelenkt wird. Es soll sozusagen die letzte „Amtshandlung" vor dem Einschlafen sein.

Korrekturgriff Hüftgelenk:
Immer nach einer Autofahrt im Stehen

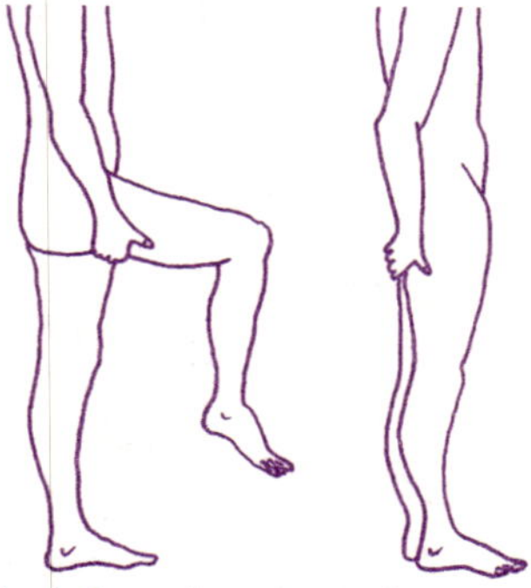

Abb. 4.2 Hüftgelenkskorrektur im Stehen

Im Stehen die Arme locker runterhängen lassen, dann ein Bein 90 Grad in der Hüfte anwinkeln, Hand zieht im oberen Drittel des Oberschenkels nach oben. Das Bein mit Druck gegen den Oberschenkel absenken und erst loslassen, wenn das Bein ganz ausgestreckt ist (Abb. 4.2).
Wir haben bei einer Autofahrt (auch bei der Benutzung anderer Verkehrsmittel, in denen wir uns in Sitzposition befinden) in etwa eine 90 Grad-Beugung in der Hüfte. In dieser Position führen Sie den Korrekturgriff aus, das heißt aber auch, dass der Oberschenkelkopf in dieser Position am leichtesten aus der Pfanne rutscht. Dazu kommt noch die Vibration, die Erschütterung durch das Fahrzeug und das Gelenk gleitet noch leichter aus seiner Position. Darum immer nach einer Autofahrt oder ähnlichem den oben beschriebenen Handgriff im Stehen ausführen.

Korrekturgriff Hüftgelenk:
Über den Tag verteilt alle drei bis vier Stunden im Stehen.

Wenn Sie den selben Handgriff während des Tages alle drei bis vier Stunden noch zusätzlich ausführen, haben sie immer gleich lange Beine. Ein kurzzeitiger Beckenschiefstand hat keine negativen Auswirkungen. Wenn dieser aber Tage, Wochen und Monate, ja sogar Jahre Bestand hat, führt das zwangsläufig zu den allseits bekannten und gefürchteten Beschwerden im Bewegungsapparat.

Korrekturgriff Kniegelenk:
Am bequemsten lässt sich das Kniegelenk korrigieren, wenn Sie den Fuß auf eine Unterlage (Schemel, Treppenstufe oder ähnliches) stellen. Das Knie wird ca. 90 Grad angewinkelt. Mit einer Hand drücken Sie von oben auf die Kniescheibe. Mit der anderen Hand drücken Sie knapp unterhalb der Kniekehle nach vorne (Abb. 4.3).
Unter Beibehaltung des Druckes wird das Bein durchgedrückt bis es wieder ganz gestreckt ist. Erst dann wird der Druck weggenommen (Abb. 4.4).

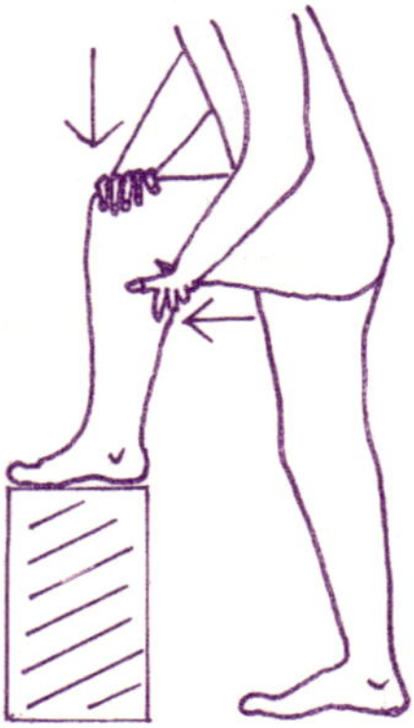

Abb. 4.3 Korrekturgriff Kniegelenk (1. Phase)

Da die Kniegelenke kleiner sind und besser halten als die Hüftgelenke, ist es ausreichend, wenn Sie diese Übung zwei mal täglich, einmal mittags und einmal abends, ausführen. Um während der Streckphase der Knieübung nicht nach hinten umzufallen, ist es notwendig, das Standbein weit nach hinten zu nehmen.

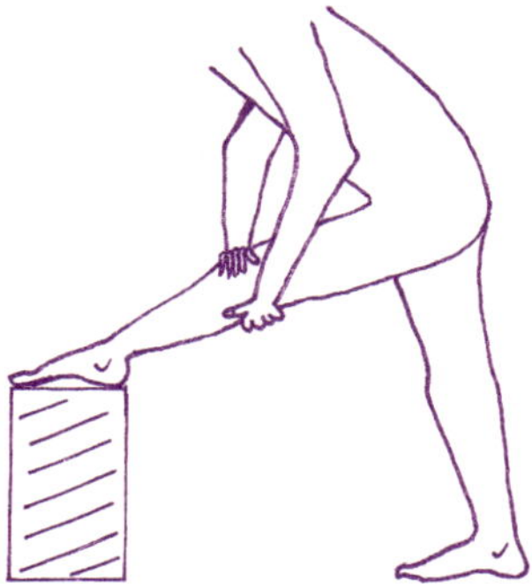

Abb. 4.4 Korrektur Kniegelenk (2. Phase)

Korrekturübung Sprunggelenk:

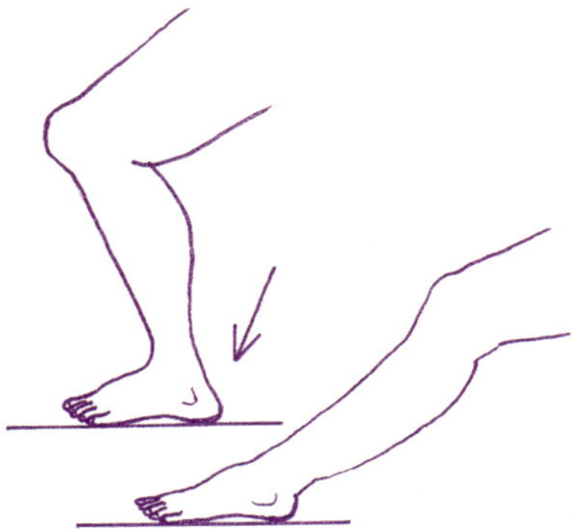

Abb. 4.5 Korrekturgriff Sprunggelenk

Schieben Sie ein Bein nach vorne und winkeln es im Knie zu 90 Grad ab. Nun verlagern Sie so viel Gewicht als möglich auf die Ferse des vorgeschobenen Fußes. Unter Beibehaltung des Fersendruckes strecken Sie das Bein wieder aus (Abb. 4.5). Es ist darauf zu achten,

dass die Fußsohle während des ganzen Vorganges nicht vom Boden abgehoben wird.
Im Gegensatz zur Hüft- und Knieübung brauchen Sie bei der Sprunggelenksübung keine Hände und keine anderen Hilfsmittel. Diese Übung ist wie beim Knie zwei mal täglich, einmal mittags und einmal abends, auszuführen.
Wenn Sie sich diese Übungen für Hüfte, Knie und Sprunggelenk angewöhnen und regelmäßig in der angegebenen Häufigkeit ausführen, erweisen Sie sich, ihrem Bewegungsapparat und auch ihrem Gesamtorganismus einen unbezahlbaren Dienst, den Ihnen Ihr Körper mit Harmonie, Wohlbefinden und Vitalität danken wird.
BEGINNEN SIE NOCH HEUTE DAMIT!

Schriftliche Anweisungen über Übungen und Verhaltensweisen

Gewissenhafte Therapeuten geben ihren Patienten eine schriftliche Anweisung mit, auf der fördernde Übungen und schädliche Verhaltensweisen festgehalten sind. Auf meinem Formular markiere ich die für den einzelnen zutreffenden Aussagen der Wichtigkeit wegen mit Leuchtstift. Therapeuten erzählen während der Behandlung für den Betreffenden so viel Neues, dass er nicht sofort alles behalten kann. Bekommt der Patient die Anweisungen schriftlich, kann er zu Hause in aller Ruhe noch einmal nachlesen. Wegen der enormen Wichtigkeit und um eine Orientierungshilfe zu geben, will ich auf die von mir empfohlenen Übungen und Verhaltensweisen im einzelnen eingehen.

Übungen:

Die Übungen für die Hüft-, Knie- und Sprunggelenke wurden Eingangs des Kapitels schon ausführlich beschrieben.

Becken über Tischkante legen und Beine gegenläufig schwenken.

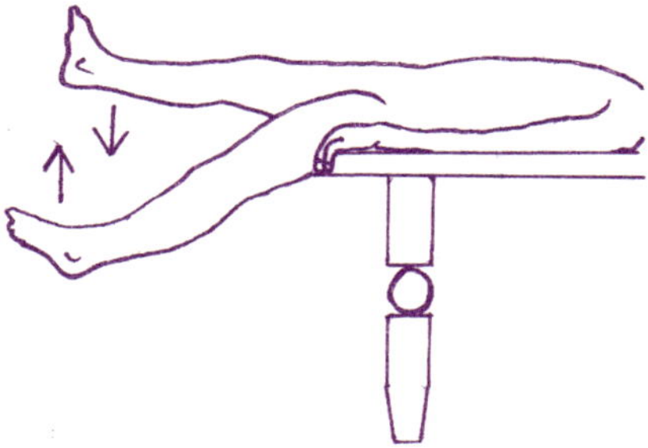

Abb. 4.6 Becken über Tischkante legen und Beine gegenläufig schwenken

Sie suchen sich eine harte Unterlage, wie etwa einen Küchentisch oder einen Schreibtisch, und legen sich rücklings darauf. Das Gesäß soll noch auf der Unterlage liegen und die Oberschenkel schon in der Luft sein. Nun schwenken Sie die ausgestreckten Beine rauf und runter. Diese Übung wird vorwiegend bei Beckenverwringungen angewendet. Häufigkeit: zwei mal täglich eine Minute

Mit beiden Armen abstützen und Beine gegenläufig hin- und herschwenken (Barrenübung)

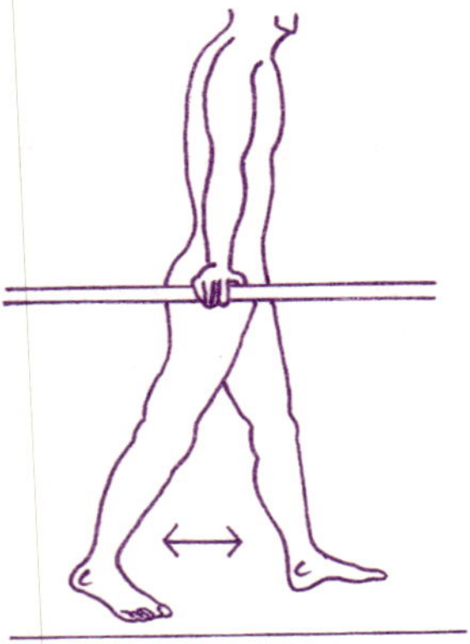

Abb. 4.7 Barrenübung

Stützen Sie sich beidseitig mit den Armen auf zwei Stühlen ab und schwenken Ihre Beine gegenläufig vor und zurück. Dazu ist es nötig, die Beine im Knie anzuwinkeln, um nicht am Boden zu streifen. Ideal ist diese Übung an einem richtigen Turnbarren auszuführen. Dieser ist so hoch, dass sie ihre Beine nicht anwinkeln müssen, sondern bequem hängen lassen können. Zudem verursachen die runden Stangen an den Händen keine Druckschmerzen, wie es bei kantigen Stuhllehnen vorkommt. Wegen der Wichtigkeit dieser Übung und wegen ihres guten Erfolges wäre es wünschenswert, dass Sie ihrer Fantasie freien Lauf lassen und sich Zuhause eine Möglichkeit schaffen, um diese Übung täglich ausführen zu können. Diese Übung hat positive Auswirkungen auf den gesamten Bewegungsapparat. Sie sorgt aber im besonderen Maß für sanfte

Dehnung im mittleren und unteren Rücken und löst Verspannungen im ganzen Beckengürtel. Häufigkeit: zwei mal täglich eine Minute

Mit Hand auf rechte/linke Halsseite drücken

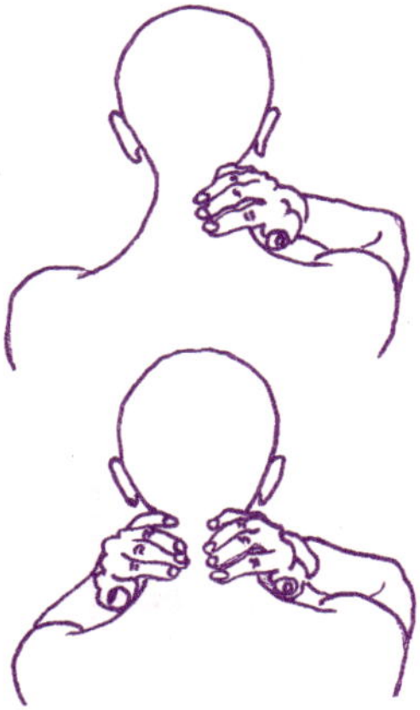

Abb. 4.8 Punktuelle Korrektur der Halswirbelsäule
Abb. 4.9 Vorbeugende Übung für die Halswirbelsäule

Eine Fehlstellung der Halswirbelsäule erfühlen wir, wenn wir, wie in obiger Abbildung dargestellt, seitvergleichend die Querfortsätze vom Ende des Schädeldaches bis zum Halsansatz tasten. Erhabene Stellen, die meist auch druckempfindlich sind, werden richtiggestellt, indem wir den Kopf langsam und gleichmäßig nach links und rechts drehen (Nein-Bewegung) und dabei gefühlvoll auf die Querfortsätze der Halswirbelsäule drücken. Diese Übung kann zur Selbstbehandlung wie zur Vorbeugung angewendet werden. Zur Selbstbehandlung empfehle ich sie, wenn starke

Blockaden über einen längeren Zeitraum vorlagen. Hier ist es nicht immer möglich eine absolute und bleibende Korrektur mit ein oder zwei Behandlungen zu erreichen. Deshalb ist es notwendig, dass der Patient die bei der Behandlung festgestellten Schwachpunkte selbst nachkorrigiert (Abb. 4.8). Zur Vorbeugung reicht es, wenn wir wie in Abbildung 4.9 vorgehen und dabei auf beiden Seiten der Halswirbelsäule gleichmäßigen Druck auf die Querfortsätze ausüben. Häufigkeit: zur Vorbeugung zwei mal wöchentlich, zur Selbstbehandlung zwei mal täglich

Mit Kante rechts/links neben die Wirbelsäule drücken

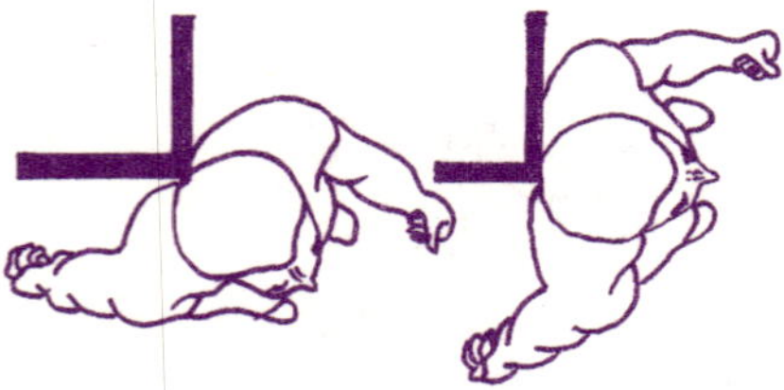

Abb. 4.10 Kantendruck auf die Dornfortsätze
Abb. 4.11 Kantendruck auf die Querfortsätze

Lehnen Sie sich mit dem Rücken gegen eine Mauer-, Schrank- oder Türkante, sodass diese knapp neben der Wirbelsäule, in dem Grübchen zwischen dem Dornfortsatz und dem Querfortsatz gegen Ihren Rücken drückt. Machen Sie nun einen Rundrücken und lassen Sie die Kante in dem Grübchen rauf und runter rollen (nicht rutschen – sondern abrollen) und schwenken dabei die Arme aus dem Schultergelenk gegenläufig vor und zurück. Den Druck können Sie steuern, indem Sie sich aufrechter oder schräger hinstellen. Der Winkel wie in Abbildung 4.10 wird angewendet, wenn Sie seitliche Wirbelverschiebungen und Blockaden korrigieren und auf die Dornfortsätze Einfluss nehmen wollen. Der Winkel wie in Abbildung 4.11 dargestellt, wird angewendet, wenn die Tiefe des Grübchens links oder rechts der Wirbelsäule behandelt werden soll. Hiermit kann die zu weit nach hinten stehende Seite (das weniger tiefe Grübchen) mit Druck auf die Querfortsätze recht gut behandelt werden. Diese Übungen eignen sich besonders für die gesamte Brustwirbelsäule und nur noch bedingt für die Lendenwirbelsäule, da diese durch die physiologische Lendenlordose (Vorwölbung bauchwärts) schlecht zu erreichen ist.

Flächig auf rechte/linke Thoraxhälfte drücken

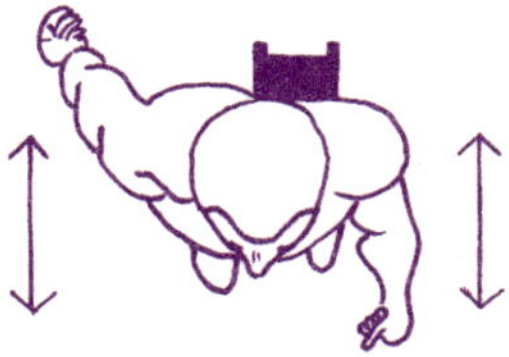

Abb. 4.12 Flächig auf Thoraxhälfte drücken

Stellen Sie sich in einen Türrahmen und drücken die Rückenhälfte, die vorspringt, flächig gegen den Türrahmen und schwenken dabei gegenläufig die Arme aus den Schultergelenken hin und her (Abb. 4.12). Den Druck beeinflussen Sie durch eine aufrechtere oder schrägere Stellung. Angewendet wird diese Übung bei asymmetrischen und verwrungenen Thoraxhälften.

Verhaltensweisen

Beine nicht übereinanderschlagen

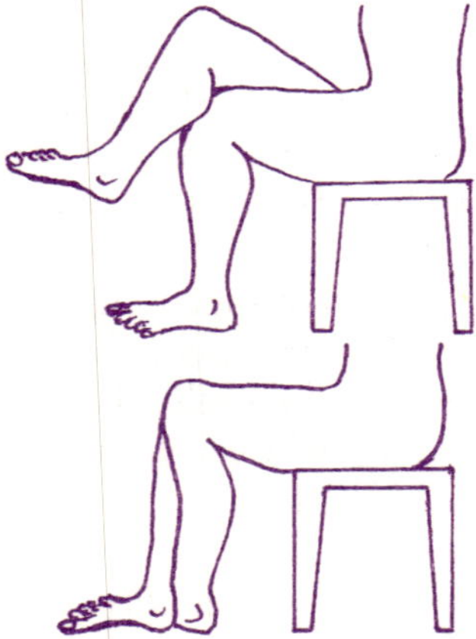

Abb. 4.13 Beine über dem Knie überschlagen
Abb. 4.14 Beine im Sprunggelenkbereich überschlagen

Die Beine sollten am besten überhaupt nicht übereinandergeschlagen werden. Auf keinen Fall so wie in Abbildung 4.13 dargestellt. Hierbei werden die Bänder noch weiter gedehnt, die Oberschenkelköpfe aus den Hüftpfannen gezogen, das Becken verdreht und zudem die Zirkulation des Blutkreislaufes erschwert, was wiederum der Entstehung von Gefäßkrankheiten Vorschub leistet.

Deshalb:
BEINE NICHT ÜBEREINANDERSCHLAGEN!
Diese Empfehlung einzuhalten ist für alle ratsam, auch dann, wenn noch keine Beschwerden vorliegen.

Ein Überschlagen der Beine im Sprunggelenkbereich (Abb. 4.14) ist ohne nennenswerte Folgen und daher zu tolerieren.

Nicht längere Zeit in die Hocke gehen

Bei Problemen in den Knien (Gelenkfehlstellungen und Subluxationen) achten Sie bitte darauf, nicht längere Zeit in der Hocke zu verbringen (Abb. 4.15). Deshalb ist es ratsam, Arbeiten wie das Auszupfen von Unkraut im Garten oder das Einräumen von bodennahen Regalfächern oder Schubladen in kniender Position auszuführen (Abb. 4.16). Um die Knie dabei noch zusätzlich zu schonen, sollten sie ein Kissen, eine Decke oder ähnliches unterlegen. In der Hocke werden die Kniegelenke stark beansprucht. Gerade in der tiefen Hocke werden, wie beim Überschlagen der Beine, der Blutfluss durch die Kompression vermindert. Dies begünstigt wieder das Auftreten von Gefäßerkrankungen.

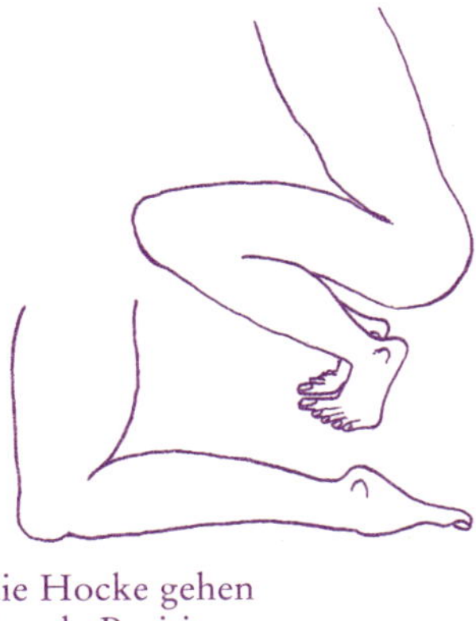

Abb. 4.15 In die Hocke gehen
Abb. 4.16 Knieende Position

Beim Sitzen Füße nicht nach hinten

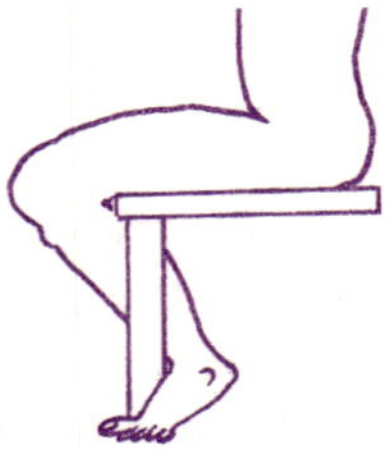

Abb. 4.17 Füße nicht um die Stuhlbeine schlingen

Damit soll auf die Angewohnheit hingewiesen werden, beim Sitzen die Füße um die Stuhlbeine zu schlingen. Dabei werden die Sprunggelenke häufig aus ihrer korrekten Position gezogen. Alle, die lockere Sprunggelenke oder sonstige Sprunggelenkbeschwerden haben, sollten diese Fußstellung vermeiden.

Nicht rechts/links seitlich bücken

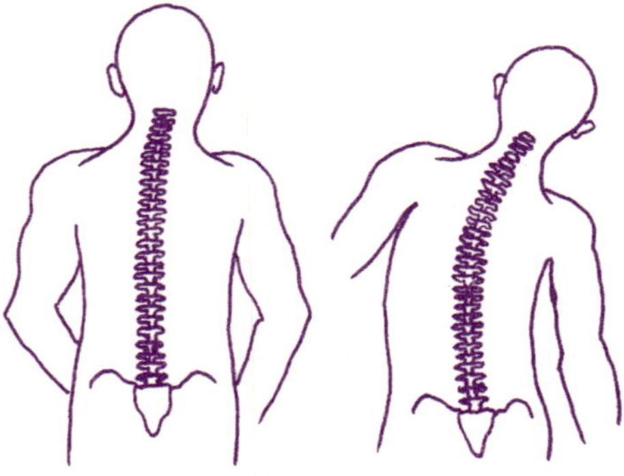

Abb. 4.18 bestehende Wirbelsäulen-Linkskrümmung
Abb. 4.19 Linkskrümmung wird durch permanentes Bücken nach rechts verstärkt

Bei einer wie hier angenommenen Linkskrümmung in der Wirbelsäule (Abb. 4.18) empfehle ich, sich nicht rechts seitlich zu bücken. Dadurch wird die bestehende Linkskrümmung auf Dauer noch verstärkt (Abb. 4.19). Sollte diese Fehlstellung z. B. beruflich bedingt sein, durch permanentes Bücken nach rechts, so muss der Arbeitsplatz nach Möglichkeit so verändert werden, dass befristet die seitliche Bückbewegung nach links erfolgt. Auf Dauer ist ein Arbeitsplatz anzustreben, bei dem das Arbeitsziel auch durch seitliches Bücken in bestimmten Intervallen mal nach links und mal nach rechts erreicht werden kann.

Stielgeräte rechte/linke Hand vorne

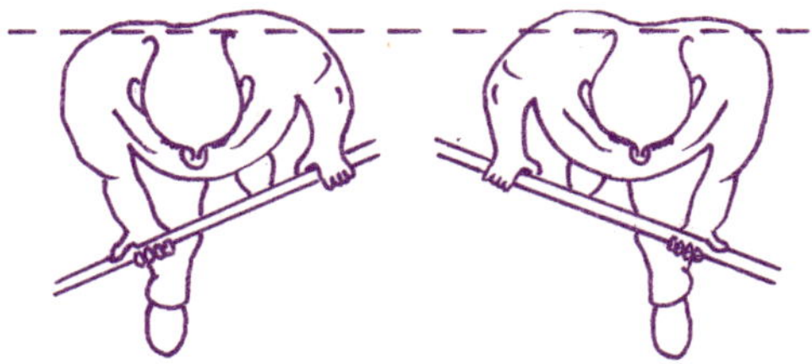

Abb. 4.20 Stielgerät rechte/linke Hand vorne

Ein auf Dauer schmerzfreies Arbeiten mit Stielgeräten (Staubsauger, Schaufel, Besen) setzt die richtige Haltung des Gerätes voraus. Haben Sie z. B. häufig Schmerzen im Beckenbereich während oder nach dem Arbeiten mit Stielgeräten, und ist beispielsweise die linke Beckenschaufel nach solchen Arbeiten immer weiter hinten als die rechte (Abb. 4.20), so ist es höchste Zeit die Arbeitshaltung zu ändern. In diesem Fall muss an Stelle des rechten Beines das linke nach vorne.

Die rechte Hand wandert am Stiel nach oben und die linke nach unten. Die Belastung ist dadurch von der linken Beckenschaufel auf die rechte gewandert (Abb. 4.21). Auch hier ist es sinnvoll, durch öfteren Wechsel für Gleichmäßigkeit zu sorgen.

Strecken nach oben rechts/links

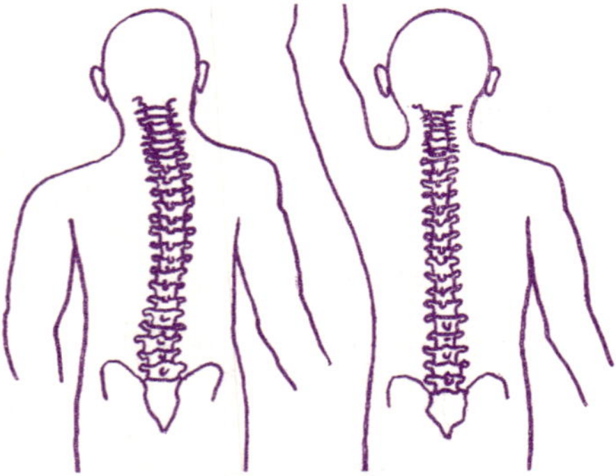

Abb. 4.22 Rechtshänder mit einer Brustwirbelsäulen-Rechtsabweichung
Abb. 4.23 Besserung durch Strecken nach oben links

Ob eine Wirbelsäule gerade im Brustwirbelsäulenbereich nach rechts oder links abweicht, hat häufig seine Ursache in der Rechts- oder Linkshändigkeit. Deshalb ist dem Rechtshänder mit einer Rechtsabweichung (Abb.4.22) zu empfehlen, so oft als möglich beim einseitigen Strecken nach oben (Buch aus dem Regal oder Tasse aus dem Schrank nehmen), dies ganz bewusst mit dem linken Arm zu tun (Abb. 4.23), um die linke Seite zu dehnen und die rechte zu schonen. Umgekehrt trifft das für den Linkshänder mit Linksabweichung zu. Er nimmt bei jeder sich bietenden Gelegenheit entgegen seiner Gewohnheit beim einseitigen Strecken nach oben den rechten Arm. Natürlich gibt es auch Rechtshänder mit einer Wirbelsäulen-Linksabweichung und umgekehrt. Dies hat aber andere Ursachen, denen mit dieser Übung nicht begegnet werden kann.

Einseitig rechts/links tragen

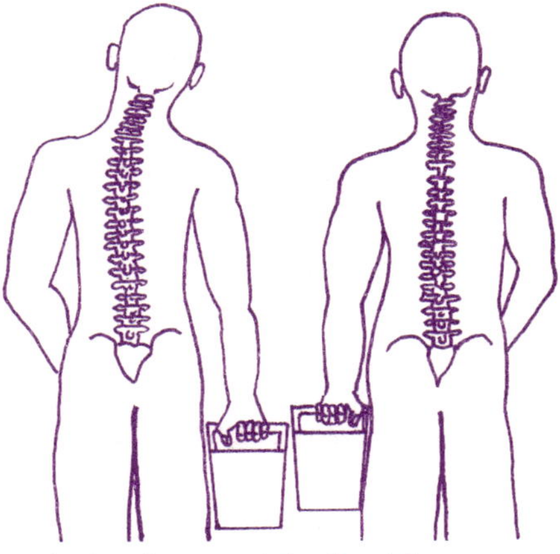

Abb. 4.24 Rechtshänder mit Linksabweichung trägt rechts (verstärkt Krümmung)
Abb. 4.25 Rechtshänder mit Linksabweichung trägt links (verbessert Krümmung)

Durch diese Verhaltensweise wird vorwiegend auf die Stellung der Brustwirbelsäule Einfluss genommen. Wenn ein Rechtshänder mit einer Linksabweichung in der Brustwirbelsäule eine schwere Last (Eimer, Koffer) rechts trägt, schiebt er dadurch die Wirbelsäule noch weiter nach links außen (Abb. 4.24). Trägt er diese Last auf der linken Seite, so drückt sie von links auf den Linksbogen in der Wirbelsäule und schiebt diesen zur Mitte in Richtung Ideallinie (Abb. 4.25). Gleiches gilt in der Umkehrung für einen Linkshänder mit einer Rechtsabweichung in der Brustwirbelsäule. Auch hier empfehle ich, ganz bewusst die Lasten regelmäßig auch auf der „unüblichen" Seite zu tragen.

Schlafen rechte/linke Seite

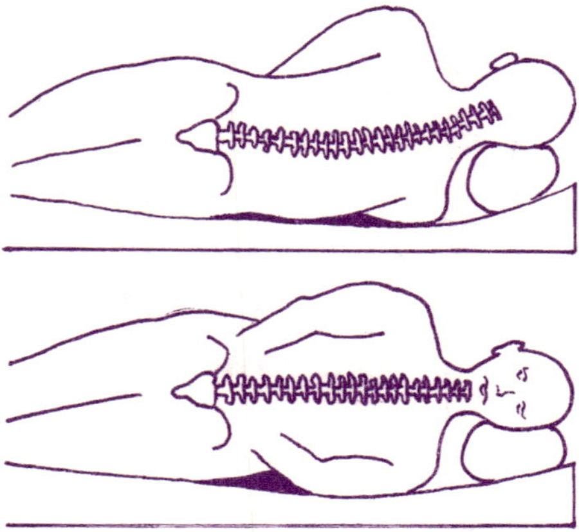

Abb. 4.26 Bestehende Rechtsabweichung wird verstärkt
Abb. 4.27 Bestehende Rechtsabweichung wird abgeschwächt

Bei einer bestehenden Rechtskrümmung in der Wirbelsäule empfiehlt es sich, auf der linken Seite zu schlafen. Da es kaum ideale Unterlagen gibt, hängt der Schlafende immer etwas nach der Seite durch, auf der er liegt. Wenn er also mit einer Rechtsabweichung auf der rechten Seite schläft, liegt vor allem mit dem

Becken und der Schulter auf, die Mitte hängt durch. Dadurch wird die bestehende Rechtsabweichung noch weiter verstärkt (Abb.4.26). Liegt er jedoch auf der linken Seite, hängt er nach links durch und bringt damit seine Rechtsabweichung in Richtung Ideallinie (Abb. 4.27). Empfehlenswert ist diese Verhaltensweise besonders für jene Patienten, die permanent oder zumindest zum Großteil auf der „falschen" Seite liegen. Das Schlafen auf dem Bauch oder auf dem Rücken ist bezüglich der Seitabweichung der Wirbelsäule als neutral zu sehen.

Nicht rechts/links umschauen

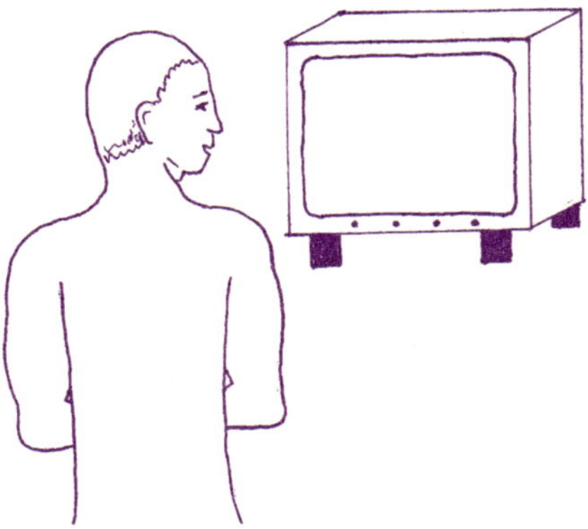

Abb. 4.28 Anhaltende Halswirbelsäulenverdrehung beim Fernsehen

Natürlich dürfen sie nach einer Dorn-Behandlung sowohl rechts wie auch links umschauen. Ich wähle diese Formulierung immer dann, wenn ich darauf hinweisen will, dass extreme und lang andauernde Drehungen der Halswirbelsäule auf eine Zeit von ca. drei Tagen vermieden werden sollen. So lange dauert es nämlich, bis sich die Wirbelkörper und die umliegenden Strukturen wie Muskeln, Bänder und Sehnen, an die neue Position gewöhnt haben. Häufig auftretende Situationen mit starker Verdrehung der Halswirbelsäule ergeben sich beim Fernsehen und beim Sitzen in Besprechungen und Vortragsrunden . Um dem Vortragenden folgen zu können ist es oft notwendig die Halswirbelsäule über einen längeren Zeitraum unnatürlich zu verdrehen (Abb. 4.28). Solche Haltungen sollten eben für ein paar Tage vermieden werden, um den korrigierten Wirbel nicht wieder aus seiner Position zu ziehen.

Zum Abschluss dieses Kapitels ist zu sagen, dass Wirbelsäulenverschiebungen nicht immer nur nach einer Seite vorkommen. Es kann sein, dass die Lendenwirbelsäule nach links abweicht, die Brustwirbelsäule nach rechts und die Halswirbelsäule wieder nach links. Logische wie unlogische Spielarten von Wirbelsäulenfehlstellungen sind zu beobachten. Deshalb müssen diese Übungen und Verhaltensweisen immer auf den Einzelfall abgestimmt werden, mit dem Ziel, erneuten Fehlstellungen und Blockaden schon im Vorfeld wirksam zu begegnen.

Aufklärung tut Not, damit die vorbeugenden Übungen effektiv wirken können.

Wie schon Kleinkindern der Umgang mit der Zahnbürste beigebracht wird, so sollte ihnen auch der Umgang mit den Dorn'schen Handgriffen beigebracht werden. Dadurch wird sichergestellt, dass sie schon frühzeitig den größtmöglichen vorbeugenden Nutzen daraus ziehen. Fangen Sie spätestens im Kindergartenalter damit an, diese einfachen Handgriffe zu vermitteln. Um diese einmal gelernten Griffe weiter zu vertiefen ist es notwendig, auch in den Schulen bei den sich bietenden Gelegenheiten (z.B. Schulsport) immer wieder darauf hinzuweisen. Auch Übungsleiter in den verschiedenen Sportvereinen würden ihren Mitgliedern einen großen Dienst erweisen, wenn sie sich die Dorn'schen Handgriffe aneignen und zum Wohle aller weitergeben würden. Gleiches gilt natürlich für alle anderen Vereine der verschiedensten Art. Sie können ebenfalls mit gezielten Informationen der Gesundheit ihrer Mitglieder auf die Sprünge helfen. Ein weiteres Betätigungsfeld ist die Arbeits- und Betriebsmedizin. Fehltage wegen Rückenerkrankungen und deren Folgen belasten Firmen jeder Größenordnung. Darum ist es an der Zeit, so vielen Menschen wie möglich die kostengünstig und nachhaltig ihrer Gesundheit dienenden Inhalte der Wirbelsäulentherapie nach Dorn nahe zu bringen. All diese Bestrebungen dienen nur dem Ziel, allen Menschen die Möglichkeit zu geben, aktiv etwas für die eigene Gesundheit zu tun.

Die Wirbelsäulentherapie nach Dieter Dorn will aber auch mithelfen, ein ehrliches und auch künftig noch bezahlbares Gesundheitswesen auf den Weg zu bringen.

Kapitel 5

Häufig auftretende Krankheitsbilder und deren Behandlung

Bandscheibenprobleme:

Bildgebende Diagnoseverfahren unterscheiden bei Bandscheibenschäden zwischen einer Bandscheibenvorwölbung (Protrusion) und einem Bandscheibenvorfall (Prolaps). Bei einer Bandscheibenvorwölbung verlagert sich der gallertartige Kern der Bandscheibe über die Wirbelkörpergrenzen hinaus und drückt dadurch auf die Spinalnervenwurzeln oder auf das Rückenmark. Dies kann natürlich zu heftigen Schmerzen führen. Da aber die Bandscheibe selbst und die umgebenden Bänder nicht wesentlich geschädigt sind, lassen sich Bandscheibenvorwölbungen meist mit ein oder zwei Behandlungen beseitigen.

Bei einem Bandscheibenvorfall ist sowohl das umgebende Band als auch die Bandscheibe beschädigt. Die austretende Gallertmasse kann zu heftigsten Wurzelreizsyndromen führen. Da es hierbei auch zu neurologischen Schädigungen kommen kann, die eine baldige Operation notwendig machen, gehören solche Patienten umgehend zum Facharzt. Wenn sich dabei herausstellt, dass eine Operation nicht notwendig ist, kann begleitend eine Behandlung nach Dorn erfolgen. Bei Bandscheibenvorfällen kann es je

nach Lage des Falles notwendig sein, zwei oder drei Behandlungen in relativ kurzen Abständen durchzuführen, um die Situation schnellstmöglich zu stabilisieren.
Es gibt auch „stumme“ Bandscheibenvorfälle. Das heißt, der Bandscheibenvorfall ist auf einem entsprechenden Bild sichtbar, aber letztendlich doch nicht Ursache für den bestehenden Schmerz. Deshalb kommt es immer wieder vor, dass das Schmerzbild nach erfolgter Operation unverändert ist. Wenn nämlich der Vorfall in den „freien Raum“ erfolgt, also keine Nerven komprimiert, ist er zwar sichtbar, verursacht aber keinen Schmerz. Kreuzbeinsubluxationen können beispielsweise ähnliche Symptome wie Bandscheibenvorfälle vortäuschen. Da aber Kreuzbeinsubluxationen mit den herkömmlichen Mitteln nur sehr schwer bis gar nicht diagnostizierbar sind, wird eben oft fälschlicher Weise die Bandscheibe als Verursacher verantwortlich gemacht. Deshalb passiert es häufig, dass Menschen, die es schon viele Jahre „auf der Bandscheibe“ haben nach der Korrektur des Beckengürtels schmerzfrei sind.

Blasenentzündungen

Von Blasenentzündungen sind Frauen deutlich öfter betroffen als Männer. Das liegt natürlich auch daran, dass die Harnröhre der Frau wesentlich kürzer ist als die des Mannes. Trotzdem sollte bei Blasenproblemen, egal ob bei Frau oder Mann, immer an die Überprüfung besonders des Blasenwirbels L3, aber auch an die Nierenwirbel B10 und B11 gedacht werden. An eine

Wirbelbeteiligung ist gerade dann zu denken, wenn Blasenprobleme häufig auftreten, aber keine oder nur ganz wenig auslösende Erreger nachweisbar sind.

Fersensporn

Als Fersensporn wird eine Verkalkung oder Verdickung des Sehnenansatzes im Fersenbereich der Fußsohle bezeichnet. Diese Erkrankung ist schwierig zu behandeln. Mangels Alternativen wird meistens mit einer speziellen Einlage versucht, die Druckstelle zu polstern und damit Linderung zu erreichen. Nach meinen Erfahrungen kann mit der Dorn-Therapie auf dieses Beschwerdebild wirkungsvoll Einfluss genommen werden. Verantwortlich ist dafür ganz besonders das Kreuzbein, aber auch die Lendenwirbelsäule.

Gallensteine

Gallensteine treten recht häufig auf, aber nur etwa 28 Prozent der Betroffenen leiden unter Symptomen. Ursache für die Entstehung der Gallensteine ist eine Störung der Löslichkeit der Gallenflüssigkeit. Ernährung und Bewegung können dafür verantwortlich sein. Aber auch hier lohnt sich ein Versuch über die Wirbelsäule. Zu kontrollieren und im Blockadefall zu korrigieren ist der vierte Brustwirbel, der Gallenwirbel. Mit einzubeziehen ist auch noch der fünfte Brustwirbel, der für die nervale Steuerung der Leber zuständig ist. Da der Regelkreis Leber – Galle eng zusammenarbeitet, sind beide Wirbel von Bedeutung.

Hüft- und Kniebeschwerden

Da Hüft- und Kniebeschwerden oft eine gemeinsame Ursache haben, will ich sie hier auch gemeinsam besprechen. Von ausschlaggebender Bedeutung sind hier ganz besonders der korrekte Sitz der Gelenke, also der Ausschluss einer möglichen Beinlängendifferenz. Allein durch die Richtigstellung der Beinlänge verschwinden oft langjährig bestehende Schmerzen. Es kommt auch vor, dass bei Kniebeschwerden der Gelenksitz des Knies in Ordnung, aber das Hüftgelenk deutlich subluxiert ist. Da das Hüftgelenk ein sehr viel stabileres und robusteres Gelenk ist als das Kniegelenk, ist die Hüfte nicht oder noch nicht von Schmerzen betroffen. Die vorliegende Beinlängendifferenz führt aber zu einem veränderten Belastungswinkel im Knie, was wegen der anfälligen Bauweise des Knies häufig zu Schmerzen führt. Der für das Knie zuständige Wirbel ist der dritte Lendenwirbel. Der dort entspringende Spinalnerv teilt sich in drei Äste und zieht zum Genitalbereich, zur Blase und eben auch zum Knie. In die Behandlung mit einfließen müssen auch die Wirbel der Meridiane, die über das Knie verlaufen.
Bei Hüftschmerzen kann natürlich primär wieder ein nicht richtig sitzendes Hüftgelenk die Ursache sein. Beckenschiefstände, die die Folge von ungleich langen Beinen sind, führen zu Kreuzbeinsubluxationen. Diese führen wieder zu Hüftschmerzen. Die Ursache für den Hüftschmerz kann also die Hüftsubluxation, die Kreuzbeinsubluxation oder beides zusammen sein. Bei Arthrosen von Hüfte und Knie kommen zunächst

wieder Subluxationen als Ursache in Frage, da nicht korrekt sitzende Gelenke auch überproportional von Verschleiß betroffen sind. Arthrosen entwickeln sich aber nicht nur aufgrund einer Fehlstellung, sondern auch wegen einer mangelhaften Versorgung des Knorpels. Solche Versorgungsblockaden haben ihren Ausgangspunkt häufig an der Wirbelsäule und können durch deren Korrektur sehr günstig beeinflusst werden.

Herzbeschwerden

Herzbeschwerden wie Herzstechen oder Herzrhythmusstörungen haben ihren Auslöser sehr oft in der oberen Brustwirbelsäule. Natürlich ist gewissenhaft zu prüfen, ob nicht tatsächlich herzseitige Schäden organischer Art vorliegen. Wenn das mit Sicherheit ausgeschlossen werden kann, haben Sie ausgezeichnete Chancen, diese Beschwerden vollständig wegzubringen. Zu behandeln sind dabei vordringlich der zweite und der zwölfte Brustwirbel. Letzterer ist eigentlich der Dünndarmwirbel, hat aber auf den Regelkreis Herz – Kreislauf bedeutenden Einfluss.
Ich erinnere mich in diesem Zusammenhang an einen Fall aus meiner Anfangszeit mit der Dorn-Therapie: Eine junge Frau erzählte mir, dass sie seit zwei Jahren unter Herzrhythmusstörungen leide. Immer wieder verrutsche ihr bei bestimmten Bewegungsabläufen ein Brustwirbel und sofort steige ihre Ruheherzfrequenz von normal 60-80 auf 110 Schläge pro Minute an. Dieser Zustand mache ihr jedes Mal viel Unbehagen und Angst. So war es auch, als sie zum ersten Mal zu

mir kam. Nachdem wir einen Beckenschiefstand von zwei Zentimetern korrigiert und die Wirbelsäule gerichtet hatten, sprach ich noch ein wenig mit ihr, um anschließend den Puls zu messen. Die Frequenz lag wieder im Normalbereich. Die Frau kam noch ein paar Mal mit dem selben Problem, doch es trat immer seltener auf. Trotzdem störte es mich, dass die Sache noch nicht ganz behoben war. Deshalb fragte ich nach, ob auch eine seelische Belastung eine Rolle spielen könnte. Sie berichtete mir von einem Verlusterlebnis, das sie noch nicht verarbeitet hatte. Als wir dieses Geschehen besprachen und von allen Seiten beleuchteten, um eine neue Sichtweise aufzuzeigen, blieb der Wirbel in der richtigen Position und die Herzrhythmusstörungen traten nicht mehr auf.

Ischias

Bei Ischiasbeschwerden handelt es sich meistens um mehr oder minder ziehende Schmerzen, häufig nur einseitig. Der Schmerz verläuft an der Rückseite des Beines. Die Schmerzen können nur in einem Abschnitt, aber ebenso im ganzen Verlauf des Ischiasnerves spürbar sein. Es gibt Fälle bei denen der untere Rücken auch noch mitbetroffen ist. In der Mehrheit liegt der Schmerzschwerpunkt aber im Bein. Ischiasprobleme lassen sich sehr wirkungsvoll und nachhaltig behandeln. Wenn die Beine gleich lang sind und das Kreuzbein und der vierte Lendenwirbel richtig sitzen, gehören 80 Prozent der Ischiasbeschwerden nach einer Behandlung der Vergangenheit an. Mehrere Behandlungen sind dann notwendig, wenn die Beschwerden schon viele Monate oder gar Jahre vorher auftraten. Ganz wichtig ist gerade bei Ischias, die tiefe Gesäßmuskulatur zu lockern. Bei akuten Ischiasbeschwerden muss dabei mit sehr viel Gefühl vorgegangen werden, weil sich besonders bei schon länger anhaltenden Schmerzen der Ischiasnerv oft entzündet. Der Ischiasnerv verläuft vom Rücken kommend und zu den Beinen ziehend tief in der Gesäßmuskulatur. Da der Nerv aber bei jeder Bewegung wie z. B. beim Bücken seine Länge verändert, sich also dehnen muss, ist er auf einen geschmeidigen Muskel angewiesen. Ist das nicht der Fall, so reibt der harte Muskel ständig am Nerv und scheuert ihn so wund. Je länger dieser Zustand andauert, desto gemeiner werden natürlich die Schmerzen.

Karpaltunnelsyndrom

Der Karpaltunnel ist eine Engstelle an der Handgelenksunterseite, durch die die Sehnen und der wichtigste Nerv für die Hand, der nervus medianus, verlaufen. Wird diese natürliche Engstelle noch weiter eingeengt, kann das motorische wie sensible Störungen nach sich ziehen. Bewegungsschmerz, Kribbeln oder Einschlafen einzelner Finger oder der ganzen Hand können die Folge sein. Verantwortlich gemacht werden oft Ödeme, also Flüssigkeitsansammlungen, wie sie z. B. bei Schwangerschaften, Nierenerkrankungen oder Stoffwechselstörungen vorkommen. Wenn sich durch Ruhigstellen der Hand und durch den Einsatz von Medikamenten keine wesentliche Besserung einstellt, wird häufig ein operativer Eingriff vorgenommen. Ein Versuch mit der Dorn-Therapie lohnt sich immer und die Erfolgsaussichten sind gut. Die Ansatzpunkte nach Dorn liegen hier in der oberen Brustwirbelsäule, aber auch die Nierenwirbel, also die untere Brustwirbelsäule, muss wegen möglichen Ödemen mit in Betracht gezogen werden. Operationen machen nur dann Sinn, wenn die Wirbelsäule als mögliche Ursache sicher ausgeschlossen werden kann.

Kopfschmerzen

Kopfschmerzen können tausend Ursachen haben. Wenn sich keine organische Ursache dafür finden lässt, sind sie psycho-somatischen Ursprungs, stressbedingt oder sogar idiopathisch, das heißt, der Kopf schmerzt grundlos. Wenn diese Kopfschmerzen hin und wieder auftreten und sich in einem erträglichen Rahmen bewegen, stellen sie auch weiter kein großes Problem dar. Treten sie aber in der Woche mehrmals auf, halten vielleicht Tage an oder werden gar zum Dauerschmerz, ist die Toleranzgrenze schnell überschritten. Wenn dann Medikamente nur kurzfristig oder gar nicht helfen, werden die Betroffenen beruflich wie privat schnell zum Problemfall. Selbst bei so drastischen Symptomen kann eine Wirbelsäulenkorrektur nach Dorn dazu beitragen, die Intensität der Beschwerden mit nur wenigen Behandlungen auf ein erträgliches Maß zu mindern. Korrekturbedürftig bei Kopfschmerzen ist vorwiegend die Halswirbelsäule, aber auch die obere Brustwirbelsäule, hier besonders der vierte Brustwirbel, der Gallenwirbel, sind zu beachten. Gerade bei seitlichen, vom Nacken aufsteigenden und bis zu den Augenhöhlen ziehenden Kopfschmerzen liegt die Ursache in einer Blockade des Gallenblasenmeridianes. Diese Meridianblockade ist durch die Korrektur des Gallenwirbels leicht zu beheben und der Schmerz klingt schnell ab.

Magenbeschwerden

Zu den Magenbeschwerden zählen hauptsächlich Magendruck, Magenschleimhautentzündungen, Magengeschwüre und Sodbrennen. Diese Beschwerden können sowohl ernährungsabhängig durch falsches, fettes oder zu viel Essen entstehen. Sie können aber ebenso durch emotionale Einflüsse, als sogenannter „nervöser Magen", die gleichen Symptome auslösen. Auf beide Erscheinungsformen kann durch entsprechende Maßnahmen, wie magenfreundliche Ernährung und Begrenzung der Nahrungsmenge, sowie durch Stressabbau Einfluss genommen werden. Nicht selten werden diese Beschwerdebilder durch Fehlstellungen und Blockaden an der Wirbelsäule verursacht. Deshalb können sie auf diesem Weg auch schnell beseitigt werden. Der Magenwirbel ist der sechste Brustwirbel. Da aber eine ordentlich funktionierende Leber und Galle auch den Magen entlasten, ist es sinnvoll, auch den vierten und fünften Brustwirbel mit einzubeziehen. Um auf dem Meridianweg den Magen zu beeinflussen, empfiehlt es sich, auch noch den achten Brustwirbel, den Milzwirbel, mitzubehandeln.

Migräne

Alles was für Kopfschmerzen zutrifft, gilt auch für die Migräne. Erweitert werden die Beschwerden um Übelkeit, Erbrechen und Lichtüberempfindlichkeit. Zu korrigieren nach Dorn sind bei Migräne die Halswirbelsäule und die obere Brustwirbelsäule. Hierbei wieder besonders der vierte Brustwirbel wegen des Gallenblasenmeridians.

Schmerzen im Beckengürtel

Unter diesem Begriff lässt sich ein Großteil aller auftretenden Rückenschmerzen zusammenfassen. Diagnosen wie Ischias, Hexenschuss und Bandscheibenprobleme sind meist Teilaspekte. Eine Beteiligung des Beckengürtels mit Kreuzbein, Kreuzbein-Darmbeingelenk und Darmbein besteht fast immer in irgend einer Form. Blockaden und Fehlstellungen sind hier nicht die Ausnahme sondern die Regel. Unregelmäßigkeiten in diesem Bereich können die diffusesten Schmerzbilder hervorbringen. Hierzu zählen Leistenbeschwerden, Hüft- und Rückenschmerzen genauso wie Verdauungsprobleme, Bauch- oder Unterleibsschmerzen. Auch Ausstrahlungsschmerzen in die Beine (vorwiegend in die Oberschenkel), aber auch Missempfindungen wie Kribbeln, Ziehen oder Pelzigkeit sind Symptome, die mit ziemlicher Sicherheit ihren Ausgangspunkt im Beckenbereich haben. Deshalb kommt der Behandlung des Beckengürtels bei der Wirbelsäulentherapie nach Dorn eine Schlüsselrolle zu.

Ich bin trotz meiner mittlerweile schon langjährigen Erfahrung immer wieder erstaunt, wie schnell und mühelos sich beispielsweise Kreuzbeinblockaden lösen lassen. Der Vorgang ist dem Öffnen eines Vakuumverschlusses bei einem Essiggurkenglas sehr ähnlich. Wenn uns gelungen ist, Luft in das Glas einströmen zu lassen, so ist das Aufschrauben des Deckels ein Kinderspiel. Gleiches gilt für das Kreuzbein. Sobald die Blockade gezielt gelöst wird, tritt augenblicklich eine deutliche Entspannung ein und die Richtigstellung ist mit wenig Aufwand leicht möglich. Mir fällt auch immer wieder auf, dass sich diese Entspannung nicht nur auf das Kreuzbein beschränkt, sondern auch die Lendenwirbelsäule davon profitiert. Ich will es noch einmal ganz deutlich sagen: Bei Schmerzen und Beschwerden im unteren Rücken, im Becken und in den Beinen ist der Beckengürtel in fast allen Fällen von entscheidender Bedeutung. Wenn hier exakt gearbeitet wird, sind die Erfolgsaussichten nicht nur gut, sondern sehr gut.

Steifer Nacken

Fast jeder leidet im Lauf seines Lebens einmal unter einem steifen Nacken. Die unangenehmen Folgen sind hinreichend bekannt. Die seitliche Drehung des Kopfes, meist nur nach einer Seite, ist deutlich eingeschränkt und die Muskulatur schmerzt heftig. Eine unnatürliche Schonhaltung soll Schlimmeres verhindern, doch die Muskulatur verkrampft sich meist noch mehr. Als Ursache werden häufig ein „verliegen“ im Bett oder ein „Zug“ beim Autofahren mit geöffnetem

Fenster angegeben. Ob aber nun das eine oder das andere, oder vielleicht doch ein ganz anderer Grund schuld ist, ist eigentlich unerheblich. Denn nach der Korrektur des zweiten Halswirbels (auch Dreher genannt) und des sechsten Halswirbels kann jeder seinen Hals wieder drehen. Die weitgehende Bewegungsfreiheit wird meist schon während der Behandlung erreicht. Bis die Muskelschmerzen ganz abklingen, kann es noch zwei bis drei Tage dauern.

Tennisarm

Beim Tennisarm handelt es sich um einen Schmerzzustand, der sehr heftig sein und darum stark beeinträchtigen kann. Ausgelöst wird dieses Problem durch Überanstrengung meist beruflicher oder sportlicher Art. Zu Reaktionen kommt es dann an den Sehnenansatzpunkten im Bereich des Ellenbogens. Da aber nicht jeder, der sich überanstrengt, automatisch einen Tennisarm bekommt, müssen neben den körperlichen Belastungen noch andere Faktoren mitspielen. Diese Faktoren befinden sich an der Wirbelsäule und zwar im Übergangsbereich der oberen Brustwirbelsäule zur unteren Halswirbelsäule. Folglich lässt sich auch ein Tennisarm über die Wirbelsäule erfolgreich behandeln.

Tinnitus (Ohrgeräusche)

Viele Menschen leiden unter Ohrgeräuschen und die Anzahl der Betroffenen steigt weiter. Eine schlüssige Ursache lässt sich nicht benennen. Tinnitus kann in den unterschiedlichsten Schweregraden auftreten. Vom leichten Pfeifton, der kaum störend ist, bis hin zu auf beiden Ohren auftretenden Geräuschphänomenen, die derart laut sind, dass sie der Verzweiflung Tür und Tor öffnen. Schulmedizinisch wird beim ersten Auftreten von Ohrgeräuschen versucht, mit durchblutungsfördernden Infusionen dem Problem beizukommen. Dies gelingt auch meist, wenn diese Infusionsgabe so schnell als möglich erfolgt. Jedes weitere Warten verschlechtert die Aussicht auf Heilung deutlich. Patienten mit nicht behandelbarem Tinnitus werden dahingehend geschult, zu lernen, mit ihrer Erkrankung zu leben. Mit der Methode Dorn kann eine Besserung erreicht werden, wenn die Halswirbelsäule und hier besonders der dritte Halswirbel blockiert ist. Mit einzubeziehen ist auch die obere Brustwirbelsäule. Insgesamt sind die Aussichten auf Erfolg eher mäßig. Das liegt vorwiegend daran, dass mehrere Behandlungen notwendig sind, um eine Besserung zu erreichen. Dazu fehlt meist die Bereitschaft, was aber nach oftmals jahrelanger und erfolgloser Odyssee von Behandler zu Behandler nicht verwundert.

Verdauungsstörungen

Das Verdauungssystem beginnt schon am Mund und endet am Anus. Dazwischen liegen eine Vielzahl von Möglichkeiten, die das Funktionieren des Verdauungssystems empfindlich stören können. Je nach Art und Ausprägung ist natürlich abzuklären, ob nicht organische Defizite dafür verantwortlich sind. Bei kleineren Unpässlichkeiten kann es ja schon ausreichen, die Ernährung etwas umzustellen oder das Maß der täglichen Bewegung zu forcieren. Eine Behandlung der Wirbelsäule ist aber empfehlenswert und auch vielfach von Erfolg gekrönt. Behandlungsbedürftig sind dabei der vierte Brustwirbel für die Galle, der fünfte Brustwirbel für die Leber, der sechste Brustwirbel für den Magen und der siebte Brustwirbel für die Bauchspeicheldrüse. Sie haben alle bedeutenden Einfluss auf die Verdauung. Weiter wichtig sind der zwölfte Brustwirbel als der Dünndarmwirbel und der erste Lendenwirbel als der Dickdarmwirbel.

Häufig auftretende Krankheitsbilder bei Kindern

Hüftdysplasie

Bei der Hüftgelenksdysplasie handelt es sich um eine Fehl- oder Minderentwicklung (meist eine Abflachung) der Hüftpfanne. Verantwortlich dafür sind vererbliche Faktoren, aber auch Lageanomalien im Mutterleib. Es setzt sich aber auch immer mehr die Erkenntnis durch, dass der Geburtsvorgang oder die Behandlung kurz nach der Geburt Hüftdysplasien verursachen können. Allein die mechanische Beanspruchung eines Babys, besonders bei schweren Geburten, kann neben anderen Veränderungen auch die des Hüftgelenks zur Folge haben. Auch das Hochheben des Babys an einem oder an beiden Beinen kann die gleiche Konsequenz nach sich ziehen. Das Eigengewicht reicht aus, um die Hüftköpfe aus den Pfannen zu ziehen. Da aber der Hüftkopf der Formgeber für die bei der Geburt noch nicht fertig entwickelte Pfan-

ne ist, werden hier schon Voraussetzungen geschaffen, die dann zu einer späteren Hüftdysplasie führen können. Erkannt werden diese Hüftdysplasien meist bei den heute üblichen Vorsorgeuntersuchungen mittels der Sonographie (Ultraschall – Untersuchung). Äußere Zeichen dafür sind asymetrische Oberschenkel und Gesäßfalten. Bei leichter bis mäßiger Ausprägung empfiehlt die Schulmedizin, das Baby „breit" zu wickeln. Das reicht in vielen Fällen auch aus. Die eher selten vorkommenden deutlichen Ausprägungen werden durch das Tragen einer Spreizhose korrigiert. Bei einem meiner Enkelsöhne wurde auch eine Hüftsubluxation der leichteren Art festgestellt und der Arzt riet zum breiten Wickeln. Ich bat meine Tochter aus Versuchsgründen darauf zu verzichten und statt dessen bei jedem Wickeln die Dorn'schen Handgriffe bei ihm anzuwenden. Bei der nächsten Kontrolluntersuchung wurde eine deutliche Besserung festgestellt und nach der zweiten bestand kein Handlungsbedarf mehr. Es war alles in Ordnung.
Ich will hier noch einmal ganz deutlich auf Hüftsubluxationen und deren schwerwiegende Folgen in jedem Lebensalter hinweisen.

Säuglingsalter

Es gibt sicher angeborene Hüftdysplasien. Die sind aber ähnlich selten wie angeborene Beinverkürzungen. Wir haben aber gesehen, dass es verschiedene Möglichkeiten gibt, auch als Neugeborenes oder als Säugling schon eine Hüftsubluxation zu haben. Erst wenn diese Fehlstellung zu einer mangelnden Ausbildung der Hüftpfanne führt, sprechen wir von einer Dysplasie. Eine Hüftdysplasie setzt also, von wenigen Ausnahmen abgesehen, eine über einen längeren Zeitraum anhaltende Hüftsubluxation voraus. Einer solchen Hüftsubluxation kann auch bei Säuglingen durch den Einsatz der nur jeweils wenige Sekunden dauernden Hüftgelenkskorrektur-Griffe nach Dorn vorgebeugt werden.

Kindesalter

Auch im Kindesalter kommen Hüftsubluxationen sehr häufig vor. Sie führen aber im Gegensatz zum Säuglingsalter nicht mehr zu Hüftdysplasien, da die Ausbildung der Hüftgelenkspfanne mittlerweile abgeschlossen ist. Kinder leiden nicht so häufig wie Erwachsene unter Rückenschmerzen. Das liegt aber nicht daran, dass alles in Ordnung ist, sondern daran, dass der Wirkzeitraum noch nicht lange genug andauert. Die Kinder von heute sind aber die, eine unveränderte Ausgangslage vorausgesetzt, die dann als junge Erwachsene schon häufig Probleme haben.
Da die Weichenstellung für eine optimale spätere Gesundheit schon sehr früh erfolgt, sollen auch Kinder jeden Alters die Selbsthilfehandgriffe nach Dorn regelmäßig ausführen und am besten ein Leben lang beibehalten.

Skoliosen (Wirbelsäulenverkrümmungen)

Als Skoliose wird eine Seitverbiegung der Wirbelsäule bezeichnet. Nachdem es kaum eine ganz gerade Wirbelsäule gibt, aber auch nirgends genau definiert ist, ob eine Skoliose ab zehn Grad, zwanzig Grad oder erst ab dreißig Grad Seitverbiegung als solche bezeichnet wird, ist die Grenze fließend. Zudem gibt es Patienten, die eine wenig ausgeprägte Skoliose, aber starke Beschwerden haben. Andere haben starke Skoliosen und kaum Schmerzen. Ein ziemlich heftiges Erscheinungsbild unter den Skoliosen hat die Torsions-Skoliose. Dabei kommt es neben der Seitabweichung zu einer Torsion, zu einer Verdrehung um die Längsachse der Wirbelsäule. Deshalb kommt es zur Ausbildung eines Rippenbuckel oder eines Lendenwulstes. Die meisten Skoliosen verursachen wenig Bechwerden und werden deshalb meist zufällig bei Routineuntersuchungen zwischen dem neunten und zwölften Lebensjahr entdeckt. Neunzig Prozent der Skoliosen haben idiopathische Gründe, das heißt, es ist keine Ursache bekannt. Der Geburtsverlauf und eine familiäre Disposition können eine Rolle spielen.

Die Behandelbarkeit von Skoliosen hängt von mehreren Faktoren ab. Grundsätzlich sind natürlich leichtere Skoliosen leichter und schneller zu behandeln als stark ausgeprägte Skoliosen. Wenn über die gesamte Wirbelsäule eine Seitabweichung nur zu einer Seite besteht, führt die Behandlung schneller zum Erfolg als wenn Lendenwirbelsäule und Brustwirbelsäule nach unterschiedlichen Seiten abweichen. Vorteilhaft ist auch, wenn sich die Krümmungen im größeren Bogen darstellen, als wenn auf kurzer Strecke starke Versetzungen vorliegen. Ein ganz wichtiger Punkt ist auch das absolute Wollen der zumeist jugendlichen Patienten. Der feste Wille, einen geraden Rücken zu wollen,

verbunden mit der Bereitschaft, bestimmte Übungen regelmäßig und über Jahre auszuführen, sind die halbe Heilung.
Nach meinen Erfahrungen lässt sich eine Skoliose bezüglich der Erfolgsaussichten noch in „zugänglich“ und „unzugänglich“ unterteilen. Das heißt, es gibt Skoliosen denen man „anfühlt“, dass eine Veränderung bis hin zur vollkommenen Korrektur möglich ist. Es gibt aber auch Skoliosen, die genauso deutlich signalisieren, dass keine Macht der Welt in der Lage ist, ihre Position zu ändern. Welche gigantischen Kräfte dahinterstehen wird allein dadurch deutlich, dass es immer wieder vorkommt, dass zur Begradigung operativ eingesetzte Metallstäbe einfach abbrechen. Deshalb halte ich es für am günstigsten, wenn Patient und Therapeut zusammen eine Strategie entwickeln, die speziell auf den Ausprägungsgrad und den Charakter genau dieser Skoliose abgestimmt ist. Es muss versucht werden, die Wirbelsäule von der Richtigkeit der beabsichtigten Veränderung zu „überzeugen“. Zwangsmassnahmen, wie das Tragen eines Korsetts, halte ich deshalb für wenig effektiv. Meist wird ein Korsett aus leicht nachvollziehbaren Gründen nur zu einem Bruchteil der Zeit getragen, die der Verordner für angebracht hält. Doch selbst bei Einhaltung der vorgeschriebenen Tragedauer sind die Erfolge recht dürftig.
Entscheidend ist nämlich nicht, um wie viel Grad sich die Krümmung mit angelegtem Korsett verbessert, sondern welche Verbesserung eingetreten ist, nachdem der Patient ausgeschult ist, dass heißt, kein Korsett mehr trägt. Operative Korrekturen werden recht sel-

ten vorgenommen. Meist nur in Fällen, wo die akute Gefahr besteht, dass die Wirbelsäule abrutscht. Operationen bergen eine große Komplikationsgefahr und zudem wird auch bei bestem Verlauf die Beweglichkeit in dem versteiften Segment erheblich eingeschränkt. Mit dem Einsatz der Dorn-Therapie können Skoliosen gut behandelt werden. Wie schon erwähnt, ist aber der konsequente Einsatz der Dorn'schen Übungen und Handgriffe notwendig und es muss sich um eine zugängliche, eine behandelbare Skoliose handeln. Da es aber auch die unzugänglichen Skoliosen gibt, kommt es leider auch vor, dass nur wenig oder auch überhaupt nichts erreicht werden kann.

Kapitel 6

Häufig auftretende Fragen zur Dorn-Therapie und deren Beantwortung

Bei welchen Erkrankungen und Beschwerdebildern ist eine Behandlung nach Dorn sinnvoll?

Eine Behandlung nach Dorn empfiehlt sich bei allen Beschwerden im Bewegungsapparat. Aber auch alle anderen Beschwerden können ihren Ausgangspunkt an der Wirbelsäule haben. Gerade bei Problemen, für die medizinisch keine Erklärung geliefert werden kann, drängt sich eine Behandlung nach Dorn förmlich auf. Eine Dorn-Behandlung ist aber so effizient und wirkungsvoll, dass sie auch bei diagnostizierten organischen Ursachen helfen kann oder zumindest die Weichen stellt, dass der Linderung oder Genesung im Weg stehende Faktoren ausgeschaltet werden. Eine Dorn-Behandlung ist also generell empfehlenswert.

Ist eine Dorn-Behandlung auch zur Vorbeugung sinnvoll?

Dem Wert einer vorbeugenden Behandlung wurde bisher nur unzureichend Aufmerksamkeit geschenkt. Gerade in Zeiten chronisch leerer Kassen sollte verstärkt auf die kostengünstigste, sprich vorbeugende Medizin zurückgegriffen werden. Hier bietet die Dorn-Therapie gigantische Möglichkeiten im orthopädischen wie im ganzheitlichen Sinn.

Wie oft kann eine Dorn-Behandlung wiederholt werden?

Eine Dorn-Behandlung kann beliebig oft wiederholt werden. Da dabei keine Muskeln, Sehnen und Bänder überdehnt und ausgeleiert werden, ist auch eine oftmalige Behandlung immer nur wohltuend. Meist sind häufige Behandlungen aber die Ausnahme. Wenn eine dreimalige Behandlung nicht zu einer deutlichen Verbesserung führt, sollte man überprüfen, ob nicht noch andere Faktoren eine Rolle spielen und dem Patienten gegebenenfalls einen entsprechenden Therapeuten empfehlen.

In welchen zeitlichen Abständen soll eine Behandlung erfolgen?

Im allgemeinen halte ich es für sinnvoll, zwischen den Behandlungen mindestens eine Woche vergehen zu lassen. Nach diesem Zeitraum lässt sich für den Patienten abschätzen, ob eine nochmalige Behandlung notwendig ist. Bei akuten Bandscheibenvorfällen oder heftigen Ischialgien ist es manchmal sinnvoll, zwei oder drei Behandlungen in relativ kurzen Abständen (2-3 Tage) durchzuführen, um eine anfänglich wacklige und schmerzhafte Situation zu stabilisieren. Diese Fälle stellen aber die Ausnahme dar. Dies lässt sich auch mit Zahlen belegen. Ich habe im Jahr 2001 pro Patient 1,6 Behandlungen durchgeführt. Darin sind aber auch die Patienten enthalten, die freiwillig öfter zur Behandlung kommen. Bei vielen Menschen reicht schon eine Behandlung aus, um die Beschwerden in

den Griff zu bekommen. Grundsätzlich empfehle ich einmal im Jahr eine Dorn-Behandlung durchführen zu lassen, auch wenn keine oder nur geringe Beschwerden bestehen.
Wie weiter vorne schon erwähnt ist die Dorn-Therapie mit Klavier stimmen zu vergleichen, und auch ein gutes Klavier braucht, unabhängig davon, ob wir viel oder wenig darauf spielen in regelmäßigen Abständen stimmen.

Wie lange dauert es, bis nach der Behandlung Besserung eintritt?

Bei akuten Beschwerden ist schon meist während oder kurz nach der Behandlung eine Besserung zu spüren. Es ist auch normal, wenn sich zwei Tage relativ wenig tut. Dann tritt aber meist am dritten Tag eine ganz deutliche Verbesserung des Schmerzzustandes ein. Wenn eine Woche nach der Behandlung die Beschwerden nicht ganz deutlich am Abklingen sind, ist eine Nachbehandlung empfehlenswert. Diese Angaben können natürlich nur eine Orientierungshilfe sein. Da Menschen in ihrem Empfinden und ihrer Konstitution sehr unterschiedlich sind, können natürlich alle Varianten von „hilft nicht" bis „Spontanheilung" vorkommen.

Kann nach einer Dorn-Behandlung eine „Erstverschlimmerung" auftreten?

Die Dorn-Therapie ist absolut ungefährlich. Eine subjektive Verschlechterung kann in Ausnahmefällen durch einen mehr oder weniger stark auftretenden Muskelkater empfunden werden. Dieser klingt aber nach spätestens zwei Tagen wieder ab. Ganz selten kommt es bei kreislaufschwachen Menschen oder bei Personen, die sich energetisch nicht in ihrer Mitte befinden, bei der Behandlung zu einer Synkope (kurz andauernde Kreislaufschwäche). Von erfahrenen Therapeuten wird das schon frühzeitig an Symptomen wie Blässe und erhöhte Schweißausscheidung erkannt und durch eine kurze Behandlungsunterbrechung abgefangen. (Hinlegen – Beine hoch lagern, Akupressur der beiden Kleinfingerendglieder.)

In welchen Fällen ist eine Dorn-Behandlung kontraindiziert?

Vorsicht ist immer dann geboten, wenn heftige Schmerzen vorliegen, und die Entstehungsursache für diese Schmerzen nicht restlos geklärt ist. Das gilt besonders für Traumen und Schmerzzustände nach Unfällen. Hier immer erst ärztlich abklären lassen, ob nicht eine Fraktur oder sonstige schwerwiegende Verletzungen vorliegen. Auch bei Bandscheibenvorfällen ist es ratsam, erst vom Facharzt Art und Umfang der Schädigung feststellen zu lassen. Wenn sichergestellt ist, dass kein operativer Eingriff notwendig ist, können manuelle Therapien, zu denen auch die Dorn-Methode gehört, angewendet werden.
Viele Krebsarten bilden Metastasen (Tochtergeschwüre) in den Knochen. Darum bei karzinogenen Geschehen immer an mögliche Knochenmetastasen denken. Im Zweifelsfall hat auch hier eine Behandlung

zu unterbleiben, bis die genauen Umstände geklärt sind.

Wird eine Dorn-Behandlung von der gesetzlichen Krankenkasse bezahlt?

Die gesetzlichen Krankenkassen bezahlen eine Dornbehandlung in aller Regel nicht. Die privaten Krankenkassen erstatten gewöhnlich die Heilpraktikerleistungen. Klarheit schafft im Zweifelsfall nur eine gezielte Anfrage bei der entsprechenden Kasse.

Können Kinder nach Dorn behandelt werden?

Kinder können in jedem Alter nach Dorn behandelt werden. Auf oft auftretende Problematiken bezüglich Kindern wird in dem Kapitel „Häufig auftretende Krankheitsbilder und deren Behandlung“ eingegangen.

Können auch alte Menschen nach Dorn behandelt werden?

Auch alte Menschen können in jedem Alter nach Dorn behandelt werden. Wichtig ist dabei nur, dass der Betreffende, zumindest für kurze Zeit, auf seinen Beinen stehen kann, da die Behandlung des Beckens, der Lendenwirbelsäule und der unteren Brustwirbelsäule im Stehen erfolgt. Die Behandlung der oberen Brustwirbelsäule und der Halswirbelsäule wird im Sitzen durchgeführt und ist deshalb überhaupt kein Problem.

Können Schwangere behandelt werden?

Natürlich können auch Schwangere behandelt werden. Gerade Frauen, die bisher noch nie unter Rückenschmerzen litten, bekommen während der Schwangerschaft häufig Probleme. Vielfach sind diese Beschwerden mit der Entbindung nicht beendet, da die erhöhte körperliche Belastung ja noch nicht abgestellt, sondern nur verlagert wurde. Erst wenn die Kinder laufen und nicht mehr getragen werden brauchen, kehrt wieder Normalität ein.

Kann auch behandelt werden wenn schon Hüft- und / oder Knieoperationen vorausgingen?

Da nach Knieoperationen und Gelenkoperationen die anatomischen Voraussetzungen im wesentlichen erhalten bleiben, kann auch nach solchen Eingriffen eine Dornbehandlung erfolgen. Gerade beim korrigieren der Beinlänge, wo eventuell künstliche Hüft- oder Kniegelenke mitbehandelt werden, können sie völlig unbesorgt sein. Die Beinlängenkorrektur erfolgt in einem der natürlichen Bewegung gleichen Muster, wie sie während der täglichen Bewegung tausendfach geschieht.

Kapitel 7

Seelisch-gesitige Voraussetzung für ganzheitliche Gesundheit

Achte auf deine Gedanken, denn sie werden Worte.
Achte auf deine Worte, denn sie werden Taten.
Achte auf deine Taten, denn sie werden Gewohnheiten.
Achte auf deine Gewohnheiten, denn sie werden dein Charakter.
Achte auf deinen Charakter, denn er wird dein Schicksal.

Dauerhaft körperliche Gesundheit setzt eine dauerhaft vorhandene seelisch-geistige Gesundheit voraus. Ein Teilaspekt dieser Erkenntnis spiegelt sich in der Anerkennung psychosomatischer Erkrankungen und deren breiter Akzeptanz wieder. Diese Akzeptanz beschränkt sich aber auf eine verschwindend geringe Anzahl von Erkrankungen. Ich möchte diese Anschauung auf den Kopf stellen und behaupten, dass nur ganz wenige Erkrankungen einen ausschließlich körperlichen Ursprung haben.

DER WEG ZUR GANZHEITLICHEN GESUNDHEIT FÜHRT NICHT ÜBER DIE WISSENSCHAFT, SONDERN ÜBER DIE PHILOSOPHIE UND DIE MYTHOLOGIE.

Die Wissenschaft stößt immer dann an Grenzen, wenn unser beschränktes Vorstellungsvermögen nicht mehr folgen kann. Darüber hinaus zu gehen ist wegen der fehlenden Beweisbarkeit nicht möglich und verbietet sich von selbst. Die Philosophie und die Mythologie sind grenzenlos. Krankheiten und Gebrechen auf der grobstofflichen, körperlichen Ebene des Menschen sind meist die Folge einer unbewusst falschen Geisteshaltung.
Ein fundamentales Gesetz der Evolution ist das Prinzip von Ursache und Wirkung. Es besagt, dass alles, was wir aussenden, wieder zu uns zurückkommt. An der irdischen Gerechtigkeit können wir berechtigt Zweifel anmelden. Die göttliche Gerechtigkeit ist die einzig wahre Gerechtigkeit. Wenn wir nun bewusst betrachten was wir alles „aussenden“, brauchen wir uns nicht mehr zu wundern, was wir alles „empfangen“. Diese Aussendung erfolgt durch jeden Gedanken, durch jedes Gefühl, durch alle Worte und durch alle Handlungen! Unsere Geisteshaltung ist sozusagen das Saatgut für das, was künftig aufgeht. Wenn wir im Garten Salat aussäen, so erwarten wir doch auch, dass Salat aufgeht und keine Disteln. Gleiches gilt natürlich auch umgekehrt. Wenn wir andauernd Disteln aussäen können keine Blumen und auch keine Kirschbäume wachsen. Darum dürfen wir unseren Gedanken und unseren Gefühlen nicht freien Lauf lassen, sondern müssen sie gezielt segensreich für uns und unsere Mitmenschen einsetzen.
Das gilt für alle Lebensbereiche, also auch für die Gesundheit. Wenn wir ständig an Krankheiten denken und von und über Krankheiten sprechen, brauchen

wir uns nicht zu wundern, wenn sich diese auch einstellen. Es ist dringend notwendig, ein geistig-mentales Immunsystem zu installieren. Wenn sich ein Erreger in Form eines schlechten Gedankens Zutritt verschafft hat, muss dieser sofort eingefangen und durch zehn gute Gedanken umgewandelt werden. Das mag Ihnen alles aufwendig und mühsam erscheinen, doch Sie werden sehen, dass sich nach anfänglichen Umstellungsschwierigkeiten schon bald spürbare Erfolge einstellen. Bauen Sie sich so weit als möglich eine eigene Welt voller Liebe, Frieden und Wahrheit. Wenn wir uns körperlich und geistig in unserer Mitte befinden, können wir die daraus resultierende Gelassenheit und Zuversicht auf unsere Familie und auch auf unsere Mitmenschen übertragen.
Negative Emotionen wie Hass, Neid und Eifersucht müssen abgestellt werden. Wenn sie mit Menschen Schwierigkeiten haben, so ist es an der Zeit, diese abzubauen. Sie müssen einen Menschen, mit dem Sie heftige Probleme haben oder hatten, nicht ab morgen lieben. Es ist aber ganz wichtig, diese Emotionen in einen neutralen Bereich zu führen, denn durch den Fortbestand einer dauerhaft negativen Schwingung belasten sie sich nur selbst.
Sie können jetzt sagen, der hat mich so schwer beleidigt, dem kann ich nicht vergeben. Und doch wird ihnen auf Dauer keine andere Wahl bleiben als den Konsens zu suchen und Vergebung zu üben, wenn sie restlose Gesundheit anstreben. Stellen Sie sich dieses Wohlgefühl und diese Erleichterung auf beiden Seiten vor, wenn nach oft jahrelangen Streitigkeiten der Friede Einzug hält. Dazu gehört natürlich Mut und der

Sprung über den eigenen Schatten. Wenn das nicht gelingt, liegt es meist am falsch verstandenen Stolz. Wo Stolz ist fehlt die Demut. Die ist aber notwendig, um Altlasten abzubauen.

Ob überhaupt jemand in der Lage ist uns zu beleidigen oder zu verletzen, hängt ganz von uns selbst ab. Worte sind nur Schall und Rauch und wir ganz allein entscheiden, ob wir dazu in Resonanz gehen, ob wir uns darüber aufregen oder nicht. Je größer das Ego und je kleiner das Selbstwertgefühl ist, desto größer ist die Wahrscheinlichkeit, dass wir es doch tun. Wenn wir aber jemandem erlauben, sich über uns eine Meinung zu bilden und wenn wir ihm weiter erlauben, diese auch auszusprechen, ohne dass wir diese Aussage einer Wertung unterziehen, passiert gar nichts. Gewöhnlich bleibt nur ein etwas irritierter Absender der Kritik zurück.

Ein weiteres riesiges Potential krankmachender Energien befindet sich im Gefühl der Angst. Wir Menschen haben ständig vor irgend etwas Angst. Wir haben Angst Hab' und Gut zu verlieren. Wir haben Angst Macht und Einfluss zu verlieren. Wir haben Angst liebe Menschen zu verlieren und wir haben Angst unser eigenes Leben zu verlieren. Manche haben auch Angst vor der Angst. Diese Angst kann Ängstliche förmlich auffressen. Die rapide steigende Anzahl von psychisch kranken Menschen ist nur das äußerliche Zeichen dafür. Aber wir haben immer die Möglichkeit, das Gute oder das Schlechte anzunehmen oder für wahrscheinlich zu halten. Warum nur scheint uns das Ungünstige als so viel eher möglich? Es ist höchste Zeit die Angst durch Mut, Glaube und Zuversicht zu ersetzen.

Diese positive Interpretation des Lebens darf aber nicht nur sporadisch erfolgen, sondern täglich. Am besten 365 Tage im Jahr, in Schaltjahren 366 Tage.

Materialismus

Viele Menschen sind so stark und exzessiv in das äußerst materiell geprägte Leben eingebaut, dass ihnen kaum Zeit für sich selbst bleibt. Wenn wir genau hinschauen stellen wir fest, dass viele Wünsche die wir haben, gar nicht unsere eigenen Wünsche sind. Wir streben nach Dingen, deren Besitz die Gesellschaft von uns erwartet. Wir schaffen uns mit meist überzogenem Aufwand bis hin zur völligen Verausgabung die allseits bekannten Statussymbole an, um dann zu erkennen, dass wir den äußeren Schein gewahrt haben, aber unsere innere Zufriedenheit immer mehr verkümmert. Wenn wir hier lernen, das Wesentliche vom Unwesentlichen zu unterscheiden und unser Konsumverhalten nach den daraus folgenden Erkenntnissen zu ändern, können wir in ganz kurzer Zeit einen gewaltigen Wandel herbeiführen. In erster Linie sollten wir versuchen, unseren eigenen Vorstellungen zu entsprechen. Wie hoch wir diese ansiedeln liegt allein an uns. Je bescheidener wir dabei sind, desto leichter wird es uns fallen, die selbst gestellten Vorgaben zu erfüllen. Wenn diese Vorgaben sich dann noch am göttlichen Sein und nicht am weltlichen Schein orientieren, haben wir eine entscheidende Wende in unserem Leben herbeigeführt.

Begrenzungen abbauen

Es ist an der Zeit, jegliche Begrenzungen, die Menschen angeblich unterscheiden, abzubauen. Wenn jemand eine gute Ausbildung hat ist das kein Grund auf Menschen mit einer weniger guten Ausbildung herunter zu schauen. Gerade gebildete Menschen sollten sich ihrer vermehrten Verantwortung bewusst werden und ihre Kraft nicht zum eigenen Vorteil, sondern zum Vorteil der ganzen Menschheit einsetzen. Genauso ist es notwendig, dass Menschen in scheinbar niederen Positionen diese mit Hingabe in dem Bewusstsein ausführen, dass sie dadurch ihren Beitrag leisten, um gemeinsam Großes zu vollbringen.

Toleranz statt Fanatismus

Viele Menschen haben die Sorge, dass ihnen die mangelhafte Qualität unserer mehr und mehr veränderten Nahrung gesundheitliche Nachteile bringt. Diese Sorge ist sicher nicht unbegründet. Deshalb sollten wir bemüht sein, uns soweit als möglich von natürlichen oder wenig veränderten Lebensmitteln zu ernähren.
Weit gefährlicher für unsere Gesundheit, körperlich wie seelisch-geistiger Art, ist nicht das, was wir als Nahrung in den Mund hineinschieben, sondern, was aus ihm in Form von Worten herauskommt. Worte können sehr schmerzhafte und über viele Jahre nicht heilende Verletzungen verursachen. Deshalb sollte jeder Gedanke, jedes Wort und jede Handlung genauestens bedacht werden, damit wir dadurch nicht

Menschen unter Beschuss nehmen. Extremismus und Fanatismus jeglicher Art sind Munitionsfabriken und Abschussrampen zur Herstellung und zum Abschuss solcher „Geschosse“.

Der Bogen solcher Aktionen ist weit gespannt. Das reicht vom Lokalpatriotismus für den heimischen Fußballverein bis hin zum „Heiligen Krieg“. Wenn wir gelernt haben unsere Emotionen zu kontrollieren, können wir damit leben, dass unser Fußballverein verliert, ohne dass der Gegner oder der Schiedsrichter verunglimpft wird. Einen heiligen Krieg gibt es schon gar nicht. Es gibt nur einen heiligen Frieden. Dieser Friede herrscht, wenn sich der Gottesfunke Mensch mit seinem Ursprung Gott im Einklang befindet. Dieser Einklang hängt nicht von Macht und Geld ab. Er hängt auch nicht von Intellekt oder von der Rasse ab. Er hängt auch nicht von der Zugehörigkeit zu einer Religion ab. Alle Religionen der Welt können ein wunderbarer Mittler und Wegbereiter zu Gott sein. Sie können aber auch genau das Gegenteil sein.

Es wird ständig behauptet, dass die Menschen immer weniger glauben. Das stimmt so nicht. Sie glauben nur nicht vorbehaltlos alles. Es reicht nicht mehr aus, den Frieden und die Liebe passiv verbal zu fordern. Es ist an der Zeit, den Frieden und die Liebe täglich aktiv zu leben.

Wenn wir alle die Botschaft Jesu Christi ab heute leben ist morgen die Welt befriedet.

Liebe – Harmonie

Liebe ist die bedingungslose Annahme eines Menschen mit all seinen Stärken und Schwächen. Die Liebe ist nicht fassbar und doch allumfassend. Die selbstlose Liebe ist an keine Bedingungen geknüpft. Sie ist nur. Die Harmonie bezeichnet das Fehlen von Dissonanzen und Störungen, das Fehlen jeglicher negativer Emotionen. Die Harmonie gleicht in ihrem Ursprung einem klaren Bergsee bei Windstille. Wenn wir am Ufer sitzen können wir im glasklaren Wasser bis auf den Grund sehen. Wenn wir diese Harmonie stören und die Wasseroberfläche in Bewegung bringen, wird der Blick zum Grund unscharf und es erscheint uns, als ob sich der Boden bewegt. Wir wissen, dass sich der Boden nicht bewegt, aber es sieht so aus. Genau so verhält es sich mit unserem Leben. Das Leben ist von seiner göttlichen Anlage her klar und rein. Erst die von Menschen durch ungute Gedanken, Worte und Taten ausgelösten Wallungen täuschen uns das Chaos vor. Erst wenn es uns gelingt, diesen uralten Kreislauf von Ursache und Wirkung zu durchbrechen, werden sich die Wogen glätten und das Leben wird kein Mysterium mehr sein.

Es ist wohl gerade in unserer aufgeregten Epoche mehr denn je nötig, den Blick aus den Tagesaffären emporzuheben und ihn von der Tageszeitung weg auf jene ewige Zeitung zu richten, deren Buchstaben die Sterne sind, deren Inhalt die Liebe und deren Verfasser Gott ist.

Christian Morgenstern

Kapitel 8

Ausbildung und Weitergabe der Methode Dorn

Die Wirbelsäulentherapie nach Dieter Dorn hat in den letzten zehn Jahren einen unglaublichen Zulauf an Patienten wie Therapeuten erlebt. Um der stetig wachsenden Anzahl von Patienten gerecht zu werden, müssen weiter Therapeuten ausgebildet werden, damit ein flächendeckendes Behandler-Netz entsteht. Das ist aber gar nicht so einfach, da die Ausübung der Dorn-Therapie ein großes Maß an Einfühlungsvermögen und Fingerspitzengefühl erfordert. Deshalb werden auch nur aus ca. fünf Prozent aller Ausbildungsteilnehmer echte Dorn-Therapeuten. Darunter verstehe ich Anwender, die nicht nur hin und wieder einen Wirbel korrigieren, sondern solche, die in allen Wirbelsäulenabschnitten sicher arbeiten und auch bei schweren Krankheitsbildern mit Ruhe und Gelassenheit ein gutes Ergebnis erzielen. Dieser Prozentsatz ist bei allen Ausbildungsveranstaltern ziemlich identisch.

Erschwert wird das Ganze noch durch den Umstand, dass nach deutschem Recht nur Ärzte und Heilpraktiker die Heilkunde ausüben dürfen. Das führt zu der paradoxen Situation, dass wir auf der einen Seite sehr begabte medizinische Laien haben, die die Methode Dorn schon nach kurzer Anleitung gut beherrschen, diese aber eigentlich nicht ausüben dürfen um nicht gegen das Heilpraktikergesetz zu verstoßen. Andererseits gibt es Fachleute, die im Besitz der gesetzlich vorgeschriebenen Legitimation sind und andere Methoden exzellent ausüben, die aber auch mit viel Übung die Dorn-Therapie nie beherrschen werden. Deshalb wäre es sinnvoll, wenn sich der Gesetzgeber, wie schon beim „kleinen Heilpraktiker" zur ausschließlichen Anwendung der Psychotherapie geschehen, eine weitere Möglichkeit zu einer vereinfachten Ausbildung zum Heilpraktiker für den Bewegungsapparat schaffen würde.

Es wäre aber auch dringend notwendig, dass sich alle Dorn-Ausbilder an einen Tisch setzen, um zumindest Ausbildungs-Rahmenrichtlinien abzustimmen, damit auch langfristig der rote Faden in der Dorn-Therapie erhalten bleibt. Als Orientierung sollte uns immer wieder die wunderbare Arbeit von Dieter Dorn dienen.

Wenn Sie die Dorn-Therapie erlernen und entsprechende Seminare besuchen wollen, sollten Sie auch hier einige Kriterien beachten. Wichtig ist, dass der Seminarleiter selbst als aktiver Dorn-Behandler arbeitet, denn richtig erlernt wird die Wirbelsäulenbehandlung nach Dorn erst durch die am besten tägliche, praktische Anwendung. Nur dadurch wird die notwendige Erfahrung gesammelt, die einen guten und gewissenhaften Ausbilder auszeichnet. Der Seminarleiter sollte über eine mindestens vierjährige praktische Erfahrung verfügen. Erkundigen sie sich auch, wo und bei wem ihr Ausbilder die Dorn-Therapie erlernt hat und wie lange er schon damit arbeitet. Der absolute Schwerpunkt der Dorn-Ausbildungsseminare muss das praktische Üben sein. Detailwissen kann sich jeder wirklich Interessierte Zuhause anlesen. Es ist nicht notwendig jeden kleinsten Spinalnervenast beim Vornamen zu kennen. Die Dorn-Therapie hat ihren großen Siegeszug gerade wegen ihrer Einfachheit angetreten. Wir brauchen keine Wissenschaft daraus zu machen. Die praktische Übung aber ist von äußerster Wichtigkeit, um bei der Behandlung schnellstens die nötige Sicherheit zu haben. Im Zweifelsfall lassen Sie ihr Gefühl entscheiden, wenn es darum geht, den für Sie richtigen Seminarort und Seminarleiter zu finden. Sie können auch gerne bei uns nachfragen. Wir nennen Ihnen gerne Adressen von uns bekannten kompetenten Seminarleitern.

Kapitel 9

Schlusswort

Liebe Leser, mein Vorhaben war es, ihnen die Dorn-Therapie mit einfachen Worten und unter weitgehendstem Ausschluss medizinischer Fachausdrücke näher zu bringen. Ich hoffe, dass mir das gelungen ist.
Ein weiteres Ziel war es, ein verbindendes Buch zu schreiben. Gegensätze sollen abgebaut, Gemeinsamkeiten gesucht und gefunden werden. Deshalb dürfen aber Dinge, die nicht in Ordnung sind, nicht gänzlich ausgeklammert werden. Im Gesundheitswesen hat die Gesundheit des Einzelnen und der Gesellschaft im Mittelpunkt zu stehen. Deshalb muss die vorbeugende Komponente noch mit viel mehr Nachdruck forciert werden. Wenn wir die Volksgesundheit erst bewusst oder auch unbewusst verkommen lassen, um dann für uns in Anspruch zu nehmen, dass wir mit unseren Therapien nur das Beste wollen, so ist das nur die halbe Wahrheit. Wenn wir dann den Patienten sagen, dass zehn Behandlungen nötig sind wo zwei schon ausreichen, ist das ebenfalls nur die halbe Wahrheit. Wenn gravierende gesundheitsgefährdende Fehler in der Lebensführung und in der Geisteshaltung begangen werden und wir den Patienten suggerieren, dass dies durch die Einnahme von irgendwelchen Medikamenten spielend kompensiert werden kann, so ist es einfach unwahr. So lange Unehrlichkeit fälschlicherweise als moderne Cleverness interpretiert wird kann sich an solchen Zuständen nichts ändern. Gesundheit

ist nur sekundär ein Geschäft. Primär hat Gesundheit mit Ethik zu tun. Diese Aussage trifft für alle Lebensbereiche zu. Sie wird aber auch in allen Lebensbereichen notorisch nicht beachtet. Das ist nicht das Problem nur einer Berufsgruppe oder nur eines Personenkreises, sondern ein Problem der ganzen Gesellschaft. Gesellschaft sind wir alle. Deshalb bringen uns Schuldzuweisungen nicht weiter. Wir brauchen keine Reform der bestehenden Ordnung, sondern eine vollkommen neue Ordnung auf der Basis von Anstand, Ehrlichkeit, Toleranz und gegenseitigem Wohlwollen.

Danksagung

Dass dieses Buch in dieser Form entstehen konnte ist der Existenz und der Mitarbeit mehrerer Menschen zu verdanken.
Für die grundsätzliche Möglichkeit, auf diesem Planeten Erde Erfahrungen sammeln zu können, haben neben dem Schöpfer selbst, meine Eltern gesorgt. Ihr habt für mich Verantwortung übernommen und mir eure Liebe gegeben.
Lieber Hans, liebe Maria DANKE

Ich komme nicht umhin, mich auch an dieser Stelle noch einmal bei Dieter Dorn zu bedanken. Lieber Dieter, Du hast mir in Deiner unnachahmlich liebenswerten Art die Dorn-Methode ans Herz gelegt und

damit mein Leben gravierend verändert. Erst nach dem Zusammentreffen mit Dir wurde mir Stück für Stück klar, warum ich eigentlich lebe. Deine persönliche Philosophie reicht weit über die durchschnittlichen Vorstellungen hinaus und alle Dorn-Therapeuten täten gut daran, sich an Deinen uns vermittelten Werten zu orientieren.
Lieber Dieter DANKE

Den Großteil der Erfahrungen, die in diesem Buch wiedergegeben werden, habe ich meinen Patienten zu verdanken. Trotz aller Schmerzen, die zur täglichen Arbeit gehören, finden wir immer wieder eine beschwingte Ebene, auf der sich die Beziehung vom Therapeuten zum Patienten zu einer Beziehung von Mensch zu Mensch verändert. Für die vielen gehaltvollen Gespräche, die meinen Horizont unaufhörlich erweitern, bin ich meinen Patienten sehr dankbar.
Liebe Patienten DANKE

Mein Freund Sebastian Ellenrieder lebt eine ausnahmslos aufrichtige Liebe zu allen Menschen. Unter dieser Prämisse hat er auch mit viel Herzenswärme den Umschlag gestaltet.
Lieber Sebastian DANKE

Meinem Freund und Cousin Hermann Zanker fiel die schwierige und aufwändige Aufgabe zu, die Zeichnungen zur Darstellung der verschiedenen Übungen

und Verhaltensweisen zu erstellen und mit Aussagekraft zu erfüllen. Wir haben in unserer Kindheit viel Zeit miteinander verbracht die mir heute noch in angenehmster Erinnerung ist.
Lieber Hermann DANKE

Meine Tochter Bianca Mayer verwandelte mit viel Zeit und Geduld meine handschriftlichen Entwürfe in ein brauchbares Manuskript.
Liebe Bi DANKE

Das Korrekturlesen übernahm Miriam Schmidt, eine liebe Bekannte aus einer Zeit, wo wir gemeinsam die Bank in einer Heilpraktikerschule drückten.
Liebe Miriam DANKE

Mein bisheriges Leben war beruflich wie privat recht bewegt. Manche Mitmenschen würden dies als unstet oder wechselhaft interpretieren. Das Leben ist aber Wandel und Veränderung. Wer im Leben spröde wird, läuft Gefahr am Leben zu zerbrechen. Mein fester und unbeirrbarer Leuchtturm in der Brandung des Lebens war und ist in jeder Lebenslage meine liebe Frau.
Liebe Helga DANKE